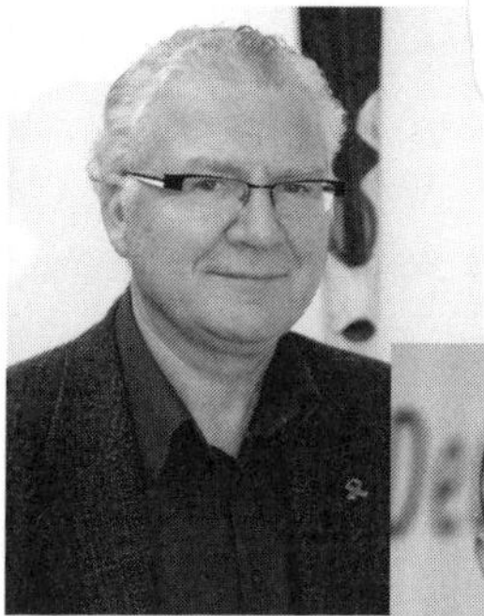

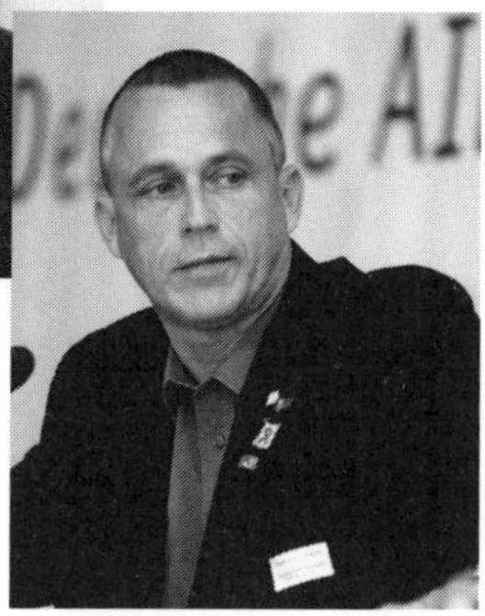

Bartholomäus Grill, Jahrgang 1954, war langjähriger Afrika-Korrespondent der *Zeit* und ist Autor von *Ach Afrika* (laut *Spiegel* »das beste deutschsprachige Afrika-Buch«). Seit 2005 gehört er zum afrikapolitischen Beraterkreis des Bundespräsidenten.

Stefan Hippler, Jahrgang 1960, ist deutscher Pfarrer und Aids-Aktivist in Südafrika. Nach der Priesterweihe 1986 kümmerte er sich neben der Gemeindearbeit in Deutschland um Flüchtlinge am Frankfurter Flughafen. 1997 ging er nach Kapstadt, wo er die Aids-Hilfsorganisation HOPE Cape Town aufbaute.

Bartholomäus Grill, Stefan Hippler

GOTT
AIDS
Afrika

Das tödliche Schweigen
der katholischen Kirche

BASTEI
LÜBBE

BASTEI LÜBBE TASCHENBUCH
Band 60615

1. Auflage: April 2009

Fareed, Sikelela und all den HIV-positiven Kindern Afrikas gewidmet.

Vollständige, um ein Vorwort erweiterte Taschenbuchausgabe

Bastei Lübbe Taschenbücher in der Verlagsgruppe Lübbe

Erschienen unter dem Titel
»Gott, Aids, Afrika. Eine Streitschrift«
Für diese Lizenzausgabe:

Umschlaggestaltung: Rudi Linn, Köln
Autorenfotos: www.schwichow.de; HOPE Town
Satz: Fotosatz Reinhard Amann, Aichstetten
Gesetzt aus der Palatino und der Bodoni
Druck und Verarbeitung: CPI – Ebner & Spiegel, Ulm
Printed in Germany
ISBN 978-3-404-60615-3

INHALT

9 **Vorwort zur Taschenbuchausgabe**
Irgendwann Grabesstille?

13 **Die schlaflose Nacht**
Einleitungsgedanken von Henning Mankell

25 **Im Süden nichts Neues**
Die größte Massenvernichtungswaffe unserer Zeit: das HI-Virus

31 **Und das soll alles gewesen sein?**
Was ich als Priester wollte und wie ich in Afrika zum Aids-Aktivisten wurde

39 **Eine Strafe Gottes?**
Die »Lustseuche« und das Schweigen unserer Kirche

47 **Ein Zeichen der Hoffnung**
Wie unsere Hilfsorganisation HOPE Cape Town entstand und was wir tun

59 **Niemand stirbt an Aids**
Kleines ABC zur Vermeidung von Mythen und Missverständnissen

65 **Schweigen bis ins Grab**
Warum Aids-Kranke die Wahrheit nicht wissen wollen

69 **Die Ministerin empfiehlt: Rote Beete**
Das große Schweigen und die skandalöse Aids-Politik der südafrikanischen Regierung

79 **Lebensschutz oder Todesurteil?**
Die Widersprüche der römisch-katholischen Morallehre

85 **Die Hochzeit**
Was tun, wenn sich der geliebte Partner infiziert hat?

89 **Wer nicht zahlen kann, stirbt!**
Big Pharma und die Aids-Katastrophe in Afrika

99 **Unbefleckt vom richtigen Leben**
Warum unsere guten Absichten oft an den afrikanischen Realitäten scheitern

105 **Kann ich noch arbeiten?**
Trotz HIV-Infektion – das Leben geht weiter

109 **Gesundheitskrieger aus Europa**
Antiretrovirale Aids-Medikamente sind unverzichtbar. Aber sie sind keine Allheilmittel

115 **Der einsame Hirte im Vatikan**
Die katholische Morallehre im Spannungsfeld von Glaube und Wissenschaft

121 **Der letzte Geburtstag**
Der Tod des kleinen Fareed – ein alltäglicher Skandal in Afrika

123 **Wer richtet, wird gerichtet werden**
Schuld und Unschuld sind nutzlose Kategorien in der Aids-Debatte

125 **Safari in Sambia**
Die Geschichte des HIV-positiven Kindermädchens Vuyie – ein modernes Märchen aus Südafrika

133 **Von Heiligen und Sündern**
Milliarden und Abermilliarden für den Krieg – und eine kleine Spende für den Kampf gegen die Seuche

139 **Massenmord durch Gleichgültigkeit**
Die Weltfamilie macht sich durch ihr halbherziges Handeln mitschuldig

147 **Erbarmen geht vor Gesetz!**
Wie sich fünf deutsche Weihbischöfe in Südafrika ein Bild von der Pandemie machten

153 **Rom hört immer mit**
Warum der Besuch der deutschen Bischöfe große Irritationen hinterließ

159 **Fürchtet euch nicht!**
Über den kirchlichen Umgang mit der Wahrheit

165 **Bist du ein Maultier?**
Über die sexuellen Zwänge, denen Mädchen und junge Frauen in Afrika ausgesetzt sind

169 **Die Sache mit dem Gummi**
Der Streit über Kondome führt in die Irre

175 **Wir sind nicht verloren!**
Wie junge Menschen aus Lesotho mit ungewöhnlichen Methoden gegen die Seuche kämpfen

183 **Reisefreiheit? Nur für Gesunde!**
Wer sich mit dem HI-Virus infiziert hat, ist in vielen Staaten unerwünscht

187 **Wie menschlich darf Jesus sein?**
Warum unsere Kirche auf fundamentale Herausforderungen viel zu langsam reagiert

193 **Wir brauchen eine Aids-Theologie!**
Das Prinzip der oikonomia *– ein Ausweg aus dem katholischen Dilemma*

201 **Und sie bewegt sich doch?**
Statt eines Nachworts: ein paar Wünsche an unsere Kirche

206 **Danksagung**

208 **HOPE Cape Town – Kontakt und Information**

VORWORT ZUR TASCHENBUCHAUSGABE

Irgendwann Grabesstille?

Im Oktober 2007 sandten wir ein Exemplar dieses Buches an Papst Benedikt XVI. nach Rom. Wir verbanden damit die Zuversicht, in unserer Kirche ein neues Nachdenken über den Umgang mit HIV/AIDS in Afrika anstoßen zu können, denn vor allem auf diesem Kontinent hat die Seuche katastrophale Auswirkungen. Wir warten bis heute auf eine Anwort aus dem Vatikan.

Unbeantwortet blieben auch sämtliche Einladungen an offizielle Vertreter der katholischen Kirche, bei Lesungen und Foren mit uns über das Thema zu diskutieren. Kein Bischof, kein Theologe, kein Priester, kein Kirchenfunktionär, der es bislang gewagt hätte, sich öffentlich der Herausforderung zu stellen. Man übt sich in der hinlänglich bekannten Abwehrstrategie und hofft, dass dieser Kelch irgendwie vorübergehen möge.

Die Kirchenoberen schweigen beharrlich, aber untätig geblieben sind sie nicht. Pfarrer Stefan Hippler erhielt eine Vorladung von der Abteilung Weltkirche in der Deutschen Bischofskonferenz, also von seinem Arbeitgeber in Frankfurt, der die Entsendung von Seelsorgern in alle Erdteile koordiniert. Zwei geistliche Herren redeten ihrem Amtsbruder ins Gewissen, am Ende musste Hippler einwilligen, sich zu strittigen Fragen der katholischen Morallehre im Zusammenhang mit HIV/AIDS nicht mehr coram publico zu äußern, fortan keine Interviews zu geben, vor allem aber nicht mehr öffentlich aus diesem Buch zu lesen. Hippler schrieb anschließend nur ein dürre Notiz an den Verlag Kiepenheuer & Witsch in Köln: »Nach Rücksprache mit meiner vorgesetzten Dienststelle darf ich Ihnen heute mitteilen, dass ich von dieser Aktivität Abstand nehme.« Über alles, was bei der Unterredung sonst noch gesagt wurde, hat man Stillschweigen vereinbart.

SPIEGELonline kommentierte den Fall. »Die katholische Kirche ist in ihrer 2000-jährigen Geschichte oft genug nach der Devise verfahren: Wer aufmuckt, wird weggebissen. Das mussten deutsche Theologen wie Eugen Drewermann oder Hans Küng ebenso erfahren wie Anhänger der Befreiungtheologie in Lateinamerika, von Leonardo Boff bis zu Jon Sobrino und den vielen Priestern, die zwangsversetzt und geschurigelt wurden.«

Die Amtskirche will sich zur Causa Hippler nicht äußern und schmettert alle Anfragen von Journalisten ab; es gehe um eine »Angelegenheit eines internen Dienstverhältnisses«, erklärt die Deutsche Bischofskonferenz lapidar. Deren Generalsekretär Pater Langendörfer – er hatte Hippler zur Unterredung in die Missionszentrale nach Frankfurt gebeten – möchte die Schlussfolgerungen des Pfarrers als persönliche Entscheidung verstanden wissen.

Nur Josef Sayer, der Hauptgeschäftsführer des katholischen Hilfswerks Misereor, hat offen ausgesprochen, was offenbar viele Kirchenhierarchen denken: »Herumziehen und die Bischöfe schlecht machen, das geht nicht.« Hippler setze die »riesengroße Arbeit« seiner Kirche herab und reduziere das Problem auf eine »oberflächliche Kondomdebatte.« Vielleicht sollten wir auch Herrn Sayer ein Exemplar unseres Buches zusenden und zur gründlichen Lektüre empfehlen.

Stefan Hippler hat sich eisern an das Stillschweigen gehalten. Nun kann nur noch sein Co-Autor für ihn sprechen. Ich stelle bei jeder Lesung einen leeren Stuhl neben den meinen – im stillen Protest gegen den Maulkorberlass unserer Kirche. Denn nichts anderes ist diese Anweisung der vorgesetzten Dienststelle.

Im November 2008 kam dann eine Einladung, die die Gräben weiter vertiefte. Reinhold Beckmann wollte Pfarrer Hippler in seine Talkshow im Ersten Deutschen Fernsehen befragen. Und wieder musste er absagen, ohne die Gründe nennen zu dürfen. Die Amtskirche hatte den Druck auf den Priester erhöht; wäre er bei Beckmann aufgetreten, hätte ihm der Rauswurf gedroht, heißt es.

Und so bleibt es dabei: Unsere Kirche hat nicht den Mut und die Kraft zum Umdenken, sie verschließt weiterhin die Augen vor der Not der Menschen, die sich mit dem HI-Virus infiziert haben oder an AIDS erkrankt sind. Ihr Schweigen, ihr Starrsinn, ihre Realitätsverweigerung hat tödliche Folgen. Man müsste an dieser versteinerten Institution verzweifeln, gäbe es nicht die ganz andere Kirche, die wunderbare Glaubensgemeinschaft jener Priester, Nonnen und engagierten Laienkatholiken, die sich durch ihre freimütige Aufklärungsarbeit und geschwisterliche Hilfe für Bedrohte und Betroffene über die moraltheologischen Dogmen hinwegsetzen.

Der katholische Priester muss schweigen, der AIDS-Seelsorger aber macht weiter. Stefan Hipplers Projekt wird unterdessen von Gesundheitsexperten als Modell gelobt. Sogar Nelson Mandela, der legendäre Freiheitskämpfer und Altpräsident Südafrikas, hat HOPE Cape Town seine Referenz erwiesen. Die humanitäre Organisation wird von Unternehmern, Bundestagsabgeordneten und prominenten Persönlichkeiten aus Deutschland und Südafrika unterstützt. Sie stand sogar auf dem Besuchsprogramm von Angela Merkel. Die Bundeskanzlerin war sichtlich beeindruckt von Hipplers Engagement. Natürlich schätzt seine Kirche auch, was er tut. Aber zugleich verdammt sie, was er sagt.

»Unglücklicherweise braucht die Kirche sehr lange, um endlich Klarheit über ihr Verhältnis zu Kondomen und Aids zu schaffen«, merkt *The Southern Cross*, die katholische Zeitung fürs südliche Afrika, selbstkritisch an. »Papst Benedikt XVI. würde die respektvolle Aufrichtigkeit von Father Stefan Hippler und Bartholomäus Grill vermutlich schätzen – auch wenn er mit dem Inhalt ihres Buches nicht einverstanden wäre.« Den Hütern der vatikanischen Unfehlbarkeit gehen selbst solche Gedanken schon zu weit.

»Irrungen, Schwäche, Sünde. Des Menschen Natur, auch die von Würdenträgern, ist zum Erbarmen«, schreibt Susanne Mayer in der ZEIT. »Diese Einsicht hat Jesus, am Kreuz die Sünden aller auf sich nehmend, zum Zentrum seiner Kirche gemacht. Weshalb der Vorwurf der Erbarmungslosigkeit, den das Buch *GOTT AIDS AFRIKA* erhebt, die Kirche im Innersten trifft. Sie sollte ihn in Demut annehmen. Zuhören, die Debatte ermutigen. Bevor nicht nur Lesereisen in Grabesruhe untergehen.« Dem ist nichts hinzuzufügen.

Bartholomäus Grill, Kapstadt, im Frühjahr 2009

DIE SCHLAFLOSE NACHT

Einleitungsgedanken von Henning Mankell

Eines Nachts im letzten Herbst wache ich plötzlich auf. Wenn ich weit vor der Morgendämmerung im Dunkeln die Augen öffne, frage ich mich, was mich aus dem Schlaf gerissen hat. Doch ich brauche nicht lange zu grübeln. Ich weiß die Antwort. Es ist das Gefühl einer großen Bedrohung, das mich zwingt, zur Oberfläche des Bewusstseins hochzusteigen. Nichts ist abstrakt oder fragmentarisch wie im Traum. Es ist eine bei klarem Verstand erlebte Bedrohung, die mich weckt. Ich befinde mich auf einem Schlachtfeld und frage mich, wo meine Waffen hingekommen sind. Der Feind ist unsichtbar. Ich habe keinen Waffenträger. Das Schlachtfeld scheint sich die ganze Zeit auszuweiten. Ich sehe keine Grenzen. Bedrohung trifft es aber auch nicht genau. Ich will eigentlich sagen, dass ich wach werde und Angst habe.

Ich gebe gern zu, dass mich manchmal Furcht erfüllt. Menschen, die von sich sagen, sie hätten nie Angst, sind entweder zynisch oder sagen die Unwahrheit. Ich spreche von Aids. Dass ich nachts wach werde, hat mit meiner Angst davor zu tun, dass die Menschen in der westlichen Welt das Ausmaß der Epidemie, die um den Erdball geht, nicht begreifen.

Wenn wir über die gefürchtete Krankheit nachdenken oder Reden halten, geschieht das in den Kategorien von »wir« und »sie«. Aber wenn es um Aids geht, gibt es keine solche Aufteilung. Das wäre ein Betrug gegenüber dem Bewusstsein und gegenüber der Wirklichkeit. Es gibt kein »sie«, es gibt nur ein »wir«. Auch wenn wir im reichen Teil der Welt bis auf weiteres von einer rasenden Epidemie glücklich verschont geblieben sind. Die steigende Anzahl Aids-Infizierter ist noch nicht so außer Kontrolle geraten wie eine Herde durchgegangener Pferde. Außer in kleineren Enklaven wie gewissen Teilen des von uns so genannten Osteuropas. Aber noch nicht in Westeuropa. Noch nicht. So sieht die Welt aus, in all ihrer brutalen Nacktheit. Wir im Westen stehen ganz vorn in der Schlange, wenn es um den Zugang zu den neuesten antiretroviralen Medikamenten geht, die uns im Zusammenwirken mit unseren sowieso besseren Lebensumständen länger leben lassen, selbst wenn wir das HI-Virus in uns tragen sollten.

Ich liege im Dunkeln und denke darüber nach, dass wir die Welt jetzt mit Hilfe einer neuen Terminologie aufteilen können. Früher haben wir von Armen und Reichen gesprochen, von Entwickelten und Unterentwickelten. Jetzt können wir von den chronisch Kranken und den tödlich Kranken sprechen. Das ist keine absolute Wahrheit. Doch für die Mehrzahl der HIV-Infizierten in den reichen Enklaven der Welt kann Aids als chronische Krankheit gelten, die sich einigermaßen kontrollieren lässt. In armen Ländern kommt der Befund einer HIV-Infektion einem Todesurteil gleich. Nur wenige erhalten einen Aufschub oder die Umwandlung des Urteils in ein chronisches Lebenslänglich, wie es denen vergönnt ist, die zufällig im wohlhabenden Teil der Welt geboren wurden.

So sieht die Welt aus in dieser Herbstnacht. Im Dunkeln liege ich mit offenen Augen da und denke zurück. 1985 sah ich einen jungen Mann aus einem überfüllten Bus aussteigen. Es war in Kabompo, hoch oben in der nordwestlichen Ecke von Sambia, an der Grenze zu Angola. Der junge Mann war sehr mager, er hatte Wundmale im Gesicht und stürzte nach ein paar taumelnden Schritten zu Boden. Familienangehörige, die gekommen waren, um ihn abzuholen, trugen ihn ins Krankenhaus, in dem zwei niederländische Ärzte vergeblich versuchen sollten, ihm zu helfen. Einige Tage später war er tot. Er war der erste Mensch, den ich an Aids hatte sterben sehen, doch wahrlich nicht der letzte. Dies war vor zwanzig Jahren. Es war am Anfang der großen Epidemie.

Ein guter Freund von mir, ein schwedischer Aids-Arzt und brennender Enthusiast, der noch im hohen Alter durch die Welt reist, sich für Aids-Kranke einsetzt und dafür kämpft, dass so viele wie möglich nicht erkranken, erzählte mir von einem Gespräch, das er im Herbst 1981 beim Abendessen mit seiner Frau geführt hatte. Sie war gerade von einer Konferenz über sexuell übertragbare Infektionen bei der Seuchenschutzbehörde im amerikanischen Atlanta zurückgekommen. In den Pausen hatte sie beim Kaffee und in den Korridoren von einer Reihe eigentümlicher Erkrankungsfälle in den USA reden hören. Es war das erste Mal, dass mein Freund von der später als Aids bekannten Krankheit hörte. Die ersten Fälle, die nach und nach die Aufmerksamkeit von Forschern, Ärzten und Infektionsschutzbehörden auf sich zogen, traten vorwiegend unter homosexuellen Männern auf. Zunächst bestand große Unsicherheit darüber, was eigentlich vorging. Auch als das Virus dann identifiziert war und man zu verstehen begann, dass es sich um eine überaus gefährliche Epidemie handelte, die nicht nur Homosexuelle betraf, sondern alle Menschen mit einem aktiven Sexualleben in Gefahr brachte, und die sogar beim Stillen von der Mutter auf das Kind übertragen werden konnte, konnte sich kaum jemand vorstellen, dass dies der Anfang einer der furchtbarsten Seuchen war, die jemals die Menschheit befallen hat.

Wie sah die Welt aus damals, im Jahr 1981? Es war schon über zehn Jahre her, dass wir einen Menschen auf dem Mond abgesetzt und lebendig zurückgeholt hatten. Wir befanden uns in der Einleitungsphase einer elektronischen Revolution, die die Welt auf vielleicht dramatischere Weise verändern sollte als die industrielle Revolution, die agrarische und feudale Gesellschaftssysteme in die Schatten hinter den Kulissen geschoben hatte. Bald würde wahrscheinlich das Rätsel des Krebses gelöst sein. Außerdem gab es Forscher, die angesichts der erweiterten Kenntnisse über die Konstruktion der menschlichen Gene und im Wissen um die möglichen Konsequenzen dieser neuen Einsichten eine gigantische biologische Revolution voraussahen. Sollten wir da nicht in der Lage sein, einen neuartigen Typ von Virus aufzuhalten, der auf der menschlichen Bühne auftrat? Es dauerte jedoch eine Weile, bis man ernstlich einsah, dass dieses Virus keinem anderen bis dahin identifizierten glich. Es herrschte damals auf allen Seiten ein mehr oder weniger offener Übermut. Statt Demut dominierte Arroganz.

Heute wissen wir, was wir damals nicht wussten, und zwar vor dem Hintergrund Millionen Toter, Millionen Kranker, Millionen von der Ansteckung Bedrohter. Wir haben einsehen müssen, dass das HI-Virus in seinen unterschiedlichen Formen eine gigantische Herausforderung für die gesamte Menschheit darstellt. Im Gegensatz zu anderen Viren, die uns befallen haben, seit die menschliche Rasse aus den Nebeln der Vorzeit heraustrat, ist dies ein Virus, das sich lebenslang in unserer Erbmasse einnistet.

Das war gewiss die dramatischste Einsicht: Wir müssen erkennen, dass wir dieses Virus vielleicht nie werden ausrotten können. Es ist gekommen, um zu bleiben. Wenn wir es nicht ausrotten können, müssen wir lernen, mit ihm zu leben, ihm Zügel anzulegen, alle Krankheitserscheinungen zu bezwingen, die das Virus auslösen kann. Und obwohl wir Menschen nie aufgeben und immer hoffen, müssen wir doch vernünftigerweise davon ausgehen, dass auf absehbare Zeit weder Heilung noch Impfstoff in Sicht sind. Sicher gibt es Forscher und Institutionen, die ihre ganze Kraft daransetzen, die Mittel zu finden, mit denen die

Henning Mankell im Gespräch mit einer Aids-Kranken in Uganda

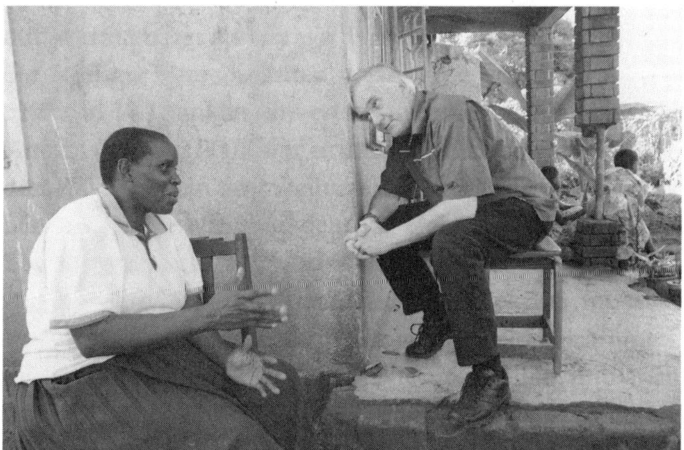

Krankheit sich heilen ließe. Doch die Wahrheit ist, dass es keinen triftigen Grund gibt zu glauben, Lösungen lägen in Reichweite. Wir müssen lernen, mit Aids zu leben. Es muss uns klar werden, dass es hier nicht um zukünftige Herausforderungen geht, sondern um solche, die schon jetzt über uns gekommen sind.

In solchen Bahnen bewegen sich meine Gedanken, wenn ich in einer Herbstnacht aus dem Tiefschlaf gezogen werde und in der Dunkelheit aufwache. Heute, ein Vierteljahrhundert nach der Entdeckung des Virus – das natürlich schon lange existierte, bevor es den entscheidenden Sprung tat: die Ansteckung von Mensch zu Mensch –, wissen wir vieles von dem, was wir damals nicht wussten.

Gleichzeitig muss die Frage gestellt werden: Wo sind Fehler gemacht worden? Warum haben wir nicht früher auf all die Zeichen reagiert, die es schon vor zehn, vielleicht fünfzehn Jahren gab, sodass wir jetzt alle unsere Kräfte mobilisieren müssen, um diese Epidemie zu bekämpfen, bevor sie uns entgleitet und gänzlich außer Kontrolle gerät? Warum haben wir so lange stillgehalten? Warum waren die Gegenmaßnahmen so zögerlich, so schlecht organisiert, so wenig zielführend? Warum zeigten sich viele politische Führer weltweit wie gelähmt angesichts dessen, was ihren Völkern widerfuhr? Warum stritten einige von ihnen ab, dass die Krankheit überhaupt existierte? Warum wurde so viel Zeit damit vergeudet, mit fehlgeleiteter Energie in den trüben Wassern zu fischen, in denen verschiedene Verschwörungstheorien gediehen? Wie die, dass »feindliche« Laboratorien das Virus geschaffen hätten, um die »überflüssigen« Armen in der Welt auszurotten? Warum haben wir, um es zusammenzufassen, nicht getan, was wir vor zehn, fünfzehn Jahren hätten tun müssen?

Es gibt viele Erklärungen. Dass die Epidemie von einigen führenden afrikanischen Politikern hartnäckig geleugnet wurde, steht außer Frage. Das eindeutigste und schlimmste Beispiel lieferte Südafrikas Präsident Mbeki. Doch er ist nicht allein. Auch andere afrikanische Führer legten die Hände in den Schoß. Noch vor sieben, acht Jahren zeigte das Ergebnis einer Volksbefragung in Mosambik, dass ein großer Teil der Bevölkerung sich weigerte, an die Existenz einer Krankheit wie Aids zu glauben.

Wenn eines Tages die Geschichte der Krankheit geschrieben wird, wird sich zeigen, dass vielerorts in der Welt eine Verdunklungspolitik praktiziert wurde, nicht zuletzt auf dem afrikanischen Kontinent. Es gab zu viele andere Probleme, die unmittelbare Maßnahmen erforderten. Die HIV-Infektion verlief schleichend, sie wurde an den Menschen erst sichtbar, wenn sie zu Aids geworden und jede Hoffnung schon verloren war. Man konnte sie beiseite schieben, so tun, als gäbe es sie nicht, zumindest für eine gewisse Zeit. Diejenigen, die Bescheid wussten, die Politiker, die Intellektuellen, handelten ihren eigenen Einsichten zuwider. Sie schwiegen, oder falls sie sich doch äußerten, dann geschah es allzu vage und allzu leise.

Schwerwiegender und schlimmer noch ist, dass wir, die zusahen, nicht zuletzt Intellektuelle im aufgeklärten Westen, so unendlich wenig taten, um diese Spaltung in »wir« und »sie« zu verhindern, die sich schon bald, nachdem die Epidemie erkannt war, einbürgerte. Wir haben versagt, wie schon so häufig zuvor. Unsere Erkenntnis dessen, was sich augenscheinlich anbahnte, führte zu nichts anderem als Schweigen oder Ausflüchten. Die Massenmedien schrieben und berichteten, aber eine wirkliche Kraftanstrengung, um Aids ins öffentliche Bewusstsein zu rücken und Widerstand zu schaffen, blieb aus. Es waren ja nicht »wir«, die von der großen Katastrophe betroffen waren. Betroffen waren »sie«, die anderen.

Kofi Annan, der ehemalige Generalsekretär der Vereinten Nationen, stellte einmal die Frage, wie es komme, »dass, wenn es um die Bekämpfung des Terrorismus in der Welt geht, unbegrenzte Mittel zur Verfügung zu stehen scheinen. Aber wenn es um die Bekämpfung dieses kleinen Terroristenvirus geht, das nicht einmal ein politisches Programm hat, sind die Mittel begrenzt und immer verspätet«. Natürlich ist es so, dass wir niemals ausreichende Mittel bereitstellen können, um die Aids-Epidemie zu bekämpfen. Was immer wir tun, es wird zu wenig sein und außerdem oft zu spät erfolgen. Doch das darf uns nicht daran hindern, bedeutend mehr und bedeutend Besseres zu tun als bisher.

Der Kampf gegen Aids ist die Entscheidungsschlacht des Humanismus. Als Erstes sollten wir die positiven Beispiele betrachten, die trotz allem existieren. In Uganda ist nachweislich eine Veränderung eingetreten, nachdem die politische Führung, bis hinauf ins Präsidentenamt, erkannt hat, dass jetzt alle Kräfte mobilisiert werden müssen, um die Entwicklung zu stoppen. Inzwischen ist die Neuansteckungsrate in dem mittelafrikanischen Land etwas zurückgegangen. Der Unterschied ist nicht groß, aber dennoch wesentlich, weil er deutlich macht, dass eine Veränderung nur möglich ist, wenn die höchste Führung eines einzelnen Landes verantwortungsbewusst vorangeht.

Man fragt sich, was geschehen wäre, wenn Nelson Mandela zehn Jahre jünger und länger Präsident geblieben wäre. Wir alle kennen sein intensives Engagement für die Aids-Problematik. Wie viel weniger Menschen in Südafrika hätten sich angesteckt, wenn die Aufklärungs- und Hilfsarbeit unter seiner Ägide gestanden hätte?

Wo stehen wir heute? 25 Millionen Menschen sind bereits an den Folgen von Aids gestorben, weitere 42 Millionen sind mit dem Virus infiziert. Man rechnet mit jährlich fünf Millionen Neuinfektionen und drei Millionen Toten. Wir haben den Höhepunkt der Epidemie noch nicht erreicht, es kann noch Jahrzehnte dauern. Allein für das kommende Jahrzehnt geht man von mindestens 50 Millionen neuen HIV-Infektionen aus.

In ähnlich klarer Weise auf erforderliche Maßnahmen hinzuweisen ist schwieriger. Im Kampf gegen Aids ist eigentlich alles gleich wichtig. Einen gesicherten und großzügigen Zugang zu Kondomen zu gewährleisten hat den gleichen Wert wie dafür zu sorgen, dass Kinder weltweit die Möglichkeit erhalten, Sprachen zu beherrschen und lesen zu lernen, damit sie sich Informationen zunutze machen können. Aber möglicherweise kann man doch auf eine Maßnahme hinweisen, die wichtiger und entscheidender ist als alle anderen. Es geht darum, die Situation der Frauen in den armen Ländern zu verändern. Frauen, deren Leben aus harter Arbeit auf mageren Böden besteht und ebenso harter Arbeit, um ihre Familien zusammenzuhalten. Ihre Verantwortung ist gewaltig, aber ihr Einfluss ist äußerst begrenzt. Eine Frau in dieser Situation kann von ihrem Mann nicht einfach verlangen, dass er ein Kondom benutzen oder ihr treu sein soll. Ihre Rolle, ihre Möglichkeiten zur Einflussnahme zu verändern wird ausschlaggebend dafür sein, wie die Epidemie unter Kontrolle gebracht werden kann.

Dies setzt auch voraus, dass die Bemühungen darum, die Kluft zwischen den reichen und den armen Ländern zu verringern, nicht nur weitergeführt, sondern verstärkt werden. Es gibt keine Möglichkeit, die Aids-Seuche zu kontrollieren, wenn die aberwitzige Schieflage der Weltwirtschaftsordnung weiterbesteht. Der Weg der Frauen in der armen Welt zu mehr Einfluss und Selbstbestimmung geht nur über wirtschaftliches Wachstum, wirtschaftliche Gerechtigkeit, wirtschaftliche Emanzipation. Ich liege im Dunkel, in dem ich eben aufgewacht bin, und formuliere diese Gedanken. Rousseau hat gesagt: »Die Vernunft formt den Menschen, aber das Gefühl leitet ihn.« Gefühl und Vernunft, beides wird gebraucht, wenn die weltweite Solidaritätsbewegung angesichts der verheerenden Folgen der Aids-Epidemie entstehen soll, auf die wir immer noch so dringlich warten. Erst wenn grundsätzliche Haltungen sich ändern, insbesondere die Einstellungen der Männer gegenüber Frauen, und wenn gleichzeitig das Thema Aids an die Spitze der Tagesordnung in den Machtzentren der Welt gerückt ist, dürfen wir anfangen zu glauben, wir könnten diese Krankheit auf die gleiche Art und Weise besiegen, wie es uns früher gelungen ist, tödliche Seuchen zu besiegen.

Wir müssen unsere Hoffnung auf die Jugend setzen, dass sie sich nicht mit den gegenwärtigen Maßnahmen begnügt, sondern ganz andere Anstrengungen im Kampf gegen Aids fordert und durchsetzt. Es darf nicht mit einer tödlichen Bedrohung verbunden sein, mit jemandem zu schlafen. Zugleich muss klargestellt sein, dass ein allzu egoistisches Ausleben der eigenen Sexualität gleichbedeutend sein kann mit vollständiger Rücksichtslosigkeit gegenüber einem anderen Menschen.

Viel Zeit ist schon verstrichen. Doch an dem Tag, an dem wir einsehen, dass das HI-Virus zu uns gekommen ist, um zu bleiben, können wir den Widerstand vielleicht auf ein höheres Niveau anheben. Die arme Frau südlich der Sahara, die heute an Aids stirbt, ist in dieser Perspektive meine Schwester, meine Tochter oder meine Mutter. Die Gesichter, die ich im Dunkeln sehe, wenn ich nachts aufwache, erinnern mich an die einfache Wahrheit, dass der Mensch, und nur der Mensch, verantwortlich ist für die Zukunft des Menschen. Und, wie ich schon so viele Male geschrieben habe: Noch ist nichts zu spät. Trotz allem.

Aus dem Schwedischen von Wolfgang Butt

IM SÜDEN NICHTS NEUES

Die größte Massenvernichtungswaffe unserer Zeit: das HI-Virus

Alle sechs Sekunden eine Ansteckung mit dem tödlichen Virus. Jeden Tag 8 000 Aids-Tote. Im vergangenen Jahr fünf Millionen Neuinfektionen. Weltweit sind nahezu 40 Millionen Menschen HIV-positiv. Die Zahlen sind furchterregend, sie übersteigen unsere Vorstellungskraft. Es sind die jüngsten Zahlen der Vereinten Nationen, die jährliche Statistik des Aids-Todes. In Deutschland werden sie entweder kopfschüttelnd zur Kenntnis genommen oder einfach ignoriert. Die Pandemie wird hierzulande nicht mehr als akute Bedrohung empfunden, denn die Zahl der Infizierten im Bundesgebiet – 56 000 – ist im Weltmaßstab gering. Der Aids-Tod hat seinen Schrecken verloren, weil die irrige Vorstellung herrscht, antiretrovirale Medikamente könnten die Krankheit heilen. Wer nicht betroffen ist, bagatellisiert die Seuche oder verdrängt sie gleich ganz.

Erst war es der »Schwulenkrebs«. Dann traf es die Prostituierten und Drogensüchtigen. Schließlich die Schwarzen. Dazwischen lag eine kurze Schockwelle in den 80er Jahren, als man feststellte, dass jeder gefährdet ist. Dennoch ist Aids, das *Acquired Immune Deficiency Syndrome,* im Bewusstsein des reichen Teils der Welt ein Fluch geblieben, der immer die anderen trifft, die Abweichler, die Gescheiterten, die Armen, die Afrikaner. Die Pandemie ist unfasslich wie die Pest, sie scheint an einem anderen Ort, in einer anderen Zeit zu wüten. Und da frei nach Albert Camus ein toter Mensch nur dann etwas wiegt, wenn man ihn tot gesehen hat, sind Millionen in der Geschichte verstreute Aids-Leichen »nichts als Rauch in der Einbildung«.

Die Afrikaner müssen sich manchmal vorkommen wie die Menschen, die in Camus' Roman »Die Pest« in der Küstenstadt Oran eingesperrt sind. Ihr Kontinent ist von einer gigantischen Sichtblende umschlossen, sie leiden und sterben unbeachtet. Aber das Virus überspringt Schutzwälle und Staatsgrenzen, und die erweiterte Wohlstandszitadelle der Europäischen Union kann nicht wie eine mittelalterliche Stadt ihre Tore verrammeln und darauf hoffen, verschont zu bleiben. Auch Aids ist ein Phänomen der Globalisierung, die Erreger nehmen jedenfalls deren Eigenschaften an. Sie bewegen sie um die Erde wie Düsenjets, Datenströme, Finanzflüsse oder Migrationswellen, sie sind schnell, entgrenzt, unwägbar.

Die Pandemie verbindet den Norden und den Süden, und zugleich trennt sie die beiden Hemisphären. In den wohlhabenden Ländern werden die Infizierten durch bessere Therapien immer älter; Aids ist zu einer chronischen Krankheit geworden. In den Entwicklungsländern bleibt die Immunschwäche tödlich, sie rafft immer mehr Menschenleben hin und drückt die Lebenserwartung. Wer Lesen und Schreiben kann, ist weniger bedroht. Wer sich die teuren Arzneien nicht leisten kann, stirbt. »Die Wahrheit über Aids ist eine allgemeine Wahrheit darüber, wie die Welt heute aussieht«, schreibt Henning Mankell.

In Kasachstan, Estland, Russland oder der Ukraine breitet sich die Epidemie mit hoher Geschwindigkeit und so gut wie unkontrolliert aus. Noch dramatischer ist das Tempo in Indien, wo sich unterdessen 2,5 Millionen Menschen angesteckt haben. Die neue Wirtschaftsmacht verzeichnet eine der weltweit höchsten Zahlen von Infizierten, sie schließt allmählich zu Südafrika, dem Spitzenreiter in der Statistik des Todes, auf. Aber dort, in der Kaprepublik und in den Nachbarstaaten des südlichen Afrika, können die heute noch gleichgültigen oder zögerlichen Regierungen besichtigen, was morgen auf ihre Gesellschaften zukommt, wenn sie nicht schleunigst gegensteuern: In dieser Region ist die Pandemie in ihre verheerendste Phase getreten. Es sind Bilder von überfüllten Hospizen, endlosen Leichenzügen, ausufernden Friedhöfen. In Swasiland beträgt die allgemeine Ansteckungsrate unterdessen 39 Prozent, von den schwangeren Frauen sind sogar 56 Prozent infiziert – das sind traurige Weltrekorde. In Botswana ist die durchschnittliche Lebenserwartung auf 34,9 Jahre gesunken. In Sambia sterben per annum doppelt so viele Lehrer, wie an den Hochschulen ausgebildet werden. In Malawi hungern Familien, weil es an Arbeitskräften auf den Feldern fehlt. Das Heer der Aids-Waisen in Afrika ist auf 12 Millionen angeschwollen.

Aids verschärft das Elend. Aids lässt die Gesundheitskosten explodieren. Aids frisst das Wachstum auf. Aids unterhöhlt die Entwicklung. So wie das Virus das Immunsystem des menschlichen Körpers zerstört, zersetzt die Seuche das soziale Gewebe der Gesellschaft. Am Ende wird es still in den Dörfern, so still wie in Europa während der Pestzeit, als Petrarca aus Verona berichtete: »Man hört keine Stimmen, kein Weh, keine Schmerzensrufe, kein Weinen mehr.«

Der amerikanische Geheimdienst CIA nannte HIV / Aids

im Frühjahr 2001 die »größte Bedrohung« für Demokratie, Sicherheit und Stabilität in Afrika. Dann kam der Herbst, der 11. September, und seither ist die größte Bedrohung eine ganz andere: der globale Terrorismus. Aber Milliarden von Erdenbürgern fühlen sich nicht durch Terroristen bedroht. Sie *sind* bedroht durch Armut, Hunger, Seuchen. Aus ihrer Sicht heißt die furchtbarste Massenvernichtungswaffe *Human Immunodeficiency Virus* (HIV). Seit seiner Entdeckung im Jahre 1981 fielen dem Erreger rund 25 Millionen Menschen zum Opfer. Man muss keine Kassandra sein, um zu prophezeien, dass die Epidemie in dreißig Jahren vermutlich mehr Leben ausgelöscht haben wird als der Zweite Weltkrieg. Das sind niederschmetternde Prognosen, aber selbst die scheinen die Mächtigen der Welt nicht übermäßig zu beunruhigen.

Stephen Lewis, der ehemalige UN-Sonderbeauftragte für Aids, erklärte nach dem Anschlag in New York: »3000 Menschen starben durch einen furchtbaren Terrorakt, und in ein paar Tagen redete die Welt von Hunderten von Milliarden Dollar für den Kampf gegen den Terror … im gleichen Jahr starben 2,3 Millionen Afrikaner an Aids, und wir müssen bitten und betteln um ein paar hundert Millionen Dollar.« Der zornige Ex-Diplomat aus Kanada wirft dem reichen Teil der Welt *mass murder by complacency* vor. Frei übersetzt: Massenmord, begünstigt durch satte Selbstzufriedenheit. So besehen mutet die weltweite Hysterie, die ein paar tausend SARS-Fälle oder die Meldungen über die Vogelgrippe ausgelöst haben, geradezu absurd an.

Jenseits von Afrika hat man die sozialen, ökonomischen und sicherheitspolitischen »Kollateralschäden« der Pandemie noch nicht begriffen. Sie zerrüttet Staaten und ruiniert Volkswirtschaften. Sie verschärft Krisen und Konflikte. Sie gefährdet die Stabilität ganzer Regionen. Aber es sieht nicht so aus, als würde die weltpolitische Elite aus den Erfahrungen von Afrika lernen. Sie haben eben wichtigere Dinge zu tun, als sich mit der verheerendsten Katastrophe unserer Zeit herumzuschlagen. Ihre Gleichgültigkeit, sagt Stephen Lewis, sei obszön.

UND DAS SOLL ALLES GEWESEN SEIN?

Was ich als Priester wollte und wie ich zum Aids-Aktivisten in Afrika wurde

Ich erinnere mich noch sehr genau daran, so als ob es gestern gewesen wäre. Juli 1986, kurz nach meiner Priesterweihe. Ich war gerade auf der A 48 unterwegs von Koblenz nach Trier. Plötzlich überkam mich eine nie zuvor gefühlte Beklemmung: Soll das nun alles gewesen sein?

Der Hunsrück und die Eifel rauschten an mir vorbei, und ich fühlte mich eingesperrt wie in einen goldenen Käfig. Mein künftiges Priesterleben schien auf ein paar wenige, genau definierte Koordinaten beschränkt zu sein. Eine Pfarrei, der Kirchendienst, die seelsorgerischen Pflichten – ich sah mein Leben im Zeitraffer vorbeiziehen. Am Ende würde dann eine kleine Notifikation stehen: »Dem Herrn hat er treu gedient …«, dazu die Aufzählung der Pfarreien und achtbaren Nebenposten und der Dank des Bischofs von Trier. Aber ich streifte dieses Gefühl der Enge und Verlorenheit ab und trat meine erste Stelle als Kaplan in Münster-Sarmsheim an. Ich war bereit, meinem persönlichen Weihespruch zu folgen und die »herrliche Freiheit der Kinder Gottes« zu erfahren.

Ich engagierte mich zu dieser Zeit intensiv in der Friedensbewegung – sehr zum Leidwesen meines bischöflichen Personalchefs. Ich nahm an der Sitzblockade des amerikanischen Atomwaffendepots in Hasselbach teil, wurde festgenommen und landete zusammen mit Petra Kelly und Gert Bastian in einem Gefangenentransporter der Polizei. Als die Vertreter meines Bistums um 19 Uhr in den *heute*-Nachrichten des ZDF die Festnahme des Kaplans sahen, waren sie alles andere als erfreut. Meine Karriere, wenn man das in der Kirche überhaupt so nennen kann, schien schon in den ersten sechs Monaten ins Stocken zu geraten.

Anfang der 90er Jahre, als der erste Golfkrieg ausbrach, wirkte ich als Vikar in Andernach. Meine Gemeinde St. Peter wurde zu einem Hort des spirituellen Widerstandes in der Region – und wiederum ging meine Friedensbewegtheit den Vorgesetzten ziemlich auf die Nerven. Hinzu kam, dass ich mich als Jungpriester zunehmend unwohl fühlte. Sonntags auf der Kanzel predigen und vom wirklichen Leben keine Ahnung haben – ich spürte, dass ich mehr Lebenserfahrung brauchte, bevor ich wirklich »Seelsorger« sein konnte. Also stellte ich einen Antrag auf Beurlaubung. Aus dem ursprünglich geplanten Sabbatjahr wurden am Ende fast deren fünf, und ich arbeitete in dieser Phase nicht immer im Weinberg des Herrn, sondern auf ganz anderen Feldern. Im Drive-in-Restaurant von McDonald's lernte ich zum Beispiel die Zubereitung von Hamburgern. Das war nach dem Fall der Mauer; ich hätte damals die Möglichkeit gehabt, eine lukrative Stelle bei McDonald's in Ostdeutschland anzunehmen. Aber das lehnte ich ab. Ich wollte Lebenserfahrung, keine Karriere.

Lieber ging ich für 18 Monate auf eine Finca nach Spanien und lernte diverse Farmtätigkeiten wie die Ernte und Verarbeitung von Mandeln. Anschließend zog es mich zurück ins Saarland, wo ich auf einer Station für Krebspatienten im finalen Stadium als Pflegehelfer arbeitete. Danach betreute ich im Auftrag von Pax Christi Flüchtlinge in Kroatien. In Mostar habe ich zum ersten Mal begriffen, welche furchtbaren Folgen ein Krieg nach sich zieht. Die nächste Station war Frankfurt, der Sozialdienst am internationalen Flughafen, der sich gestrandeter Flüchtlinge und Asylbewerber annimmt. Meine Hauptaufgabe war die Betreuung von unbegleiteten minderjährigen Flüchtlingskindern. Diese Erfahrung markiert einen Wendepunkt in meinem Leben. Ich lernte recht schnell, dass das Grundgesetz der Bundesrepublik Deutschland an der Passkontrolle endet – und oftmals auch die allgemeinen Menschenrechte.

Ich musste mit ansehen, wie Kinder traumatisiert wurden, die Bundesgrenzschützer mit vorgehaltener Maschinenpistole arretierten und in eine Art Ikea-Knast im Terminal 2 steckten. Oder wie man einen zweijährigen Flüchtlingsjungen als Gefahr für die Bundesrepublik abwies, obwohl dessen Mutter Aufenthaltsrecht in Deutschland genoss. Oder wie so genannte Schüblinge in ihrer Verzweiflung versuchten, sich das Leben zu nehmen. Nach solchen Erlebnissen kam mir Deutschland vor wie eine Bananenrepublik. In dieser Zeit wurden mein Menschenbild und damit auch mein Gottesbild auf eine harte Probe gestellt. Im Nachhinein aber bin ich für alle diese Erfahrungen dankbar – ich wäre heute nicht der, der ich bin.

Die Schlüsselerfahrung war der massive Konflikt mit Manfred Kanther, dem damaligen Bundesinnenminister. Es ging um sieben Sudanesen, die wochenlang mit einem Hungerstreik gegen ihre Abschiebung protestierten. Drei Mal verhinderte das Bundesverfassungsgericht diese Zwangsmaßnahme in letzter Minute, aber dann kam der

Tag, an dem Kanther die Asylsuchenden in Eisen legen, in einen Privatjet stecken und nach Khartum verfrachten ließ. Ich hatte mich während des achtwöchigen Hungerstreiks mit einem der Sudanesen besonders angefreundet – einem ruhigen, zurückhaltenden jungen Mann, bei dem es einen begründeten Verdacht gab, dass er gefoltert worden war. Als Asylgrund reichte das allerdings nicht aus, und so hatte ich beschlossen, den Unglücklichen auf dem Wege einer Erwachsenenadoption zu schützen. Seine sechs Freunde aber waren wieder im Sudan, und ein Reporter der Illustrierten *stern* fand per Blitzrecherche heraus, dass es sich um reine Wirtschaftsflüchtlinge gehandelt hätte. Der Artikel war Innenminister Kanther hochwillkommen, er lieferte den scheinbaren Nachweis, dass er richtig gehandelt hatte.

Ich flog in den Sudan, um den Sachverhalt aufzuklären, auch mein Arbeitgeber, der Caritasverband, hatte großes Interesse daran; durch eine Klarstellung würden wir wenigstens als moralische Sieger hervorgehen. Es gelang mir, alle Abgeschobenen zu besuchen und nachzuweisen, dass die Darstellungen im *stern* nicht den Tatsachen entsprachen. Der Reporter hatte zum Beispiel das Wunder zuwege gebracht, die Mutter eines Abgeschobenen zu sprechen, die sich zum Zeitpunkt des Interviews in einem Dorf befand, das 400 Kilometer vom Aufenthaltsort des *stern*-Mannes entfernt war. Meine Nachforschungen gefielen den sudanesischen Behörden nicht – und den deutschen noch viel weniger. Als ich nämlich zwei Wochen später wieder auf dem Flughafen von Frankfurt landete, wurde die Maschine von einer BGS-Einheit umstellt. Zusammen mit meinem Begleiter wurde ich in Gewahrsam genommen. Auf der Wache sprang mir ein Fahndungsplakat von

Interpol ins Auge: »Gesucht wird … Stefan Hippler«. Ich begriff, dass die Lage sehr ernst war – man ermittelte wegen Schlepperei und Bildung einer kriminellen Vereinigung gegen mich! Über einen Anwalt erwirkte ich unsere Freilassung. Kurz darauf kam die telefonische Mitteilung des Caritasverbandes: Sie sind fristlos gekündigt.

Die Konfrontation mit der Staatsmacht, die Unwahrheiten der Presse, die inhumane Abschiebepraxis – all dies hat mein Wertesystem grundlegend erschüttert. Im juristischen Streit mit dem *stern* behielt ich die Oberhand, und nach einem halben Jahr wurden auch die strafrechtlichen Ermittlungen gegen mich eingestellt. Die Caritas nahm mich nach Androhung einer arbeitsgerichtlichen Klage wieder in den Dienst auf. Aber Deutschland war zu eng geworden, ich wusste, dass ich hier wenig Zukunft hatte.

1997 erlaubte mir mein Bistum, den pastoralen Dienst im Ausland fortzusetzen, eine Entscheidung, für die ich meinem damaligen Bischof Hermann Josef Spital heute noch dankbar bin. So ging ich nach Afrika – und kam in Kapstadt zum Entsetzen meiner neuen Gemeindeschwester nicht alleine, sondern mit einem jungen Mann an, nämlich meinem sudanesischen Freund, den ich adoptiert hatte. Es sei ja klar, was es bedeutet, wenn zwei Männer zusammenleben, meinte sie. Und schon gab es wieder Ärger: Die Gemeindeschwester informierte nämlich sofort meine vorgesetzte Dienststelle in Bonn, aber eine kurze Erklärung genügte, um die Wogen zu glätten.

Nun begann eine große Herausforderung: der Neuaufbau der katholischen Gemeinde am Kap, die sich in einem Zustand der Stagnation befand. Es gab weder eine eigene Kirche noch ein Pfarrhaus, die Pfarrdatei bestand aus einer handgeschriebenen Liste. Ich besuchte die Familien, erfragte Adressen und Kontakte, gründete einen Pfarrgemeinderat, erwarb für die Kirche die *Mediterranean Villa*, die zugleich als Pfarrverwaltung, Gemeindezentrum und Gästehaus gedacht war, denn ich war auch für die Betreuung von deutschsprachigen Touristen zuständig. Die Einkünfte aus dem Herbergsbetrieb sollten die laufenden Gemeindekosten decken und soziale Projekte finanzieren. Firmung, Osternachtsfeier, Christmette, alles wurde wieder eingeführt, und allmählich erwachten die eingeschlafenen Gemeindetraditionen zu neuem Leben. Nach neun Jahren funktionierte der auf einem Gebiet von 400 Quadratkilometern verstreute Sprengel wieder.

Neben der Pfarrarbeit waren mir vor allem soziale Aktivitäten wichtig, Begegnungen mit den Gemeinden in den schwarzen Townships, Partnerschaften und Entwicklungsprojekte mit Menschen, die auch im neuen, demokratischen Südafrika benachteiligt waren. Und schon bald rückte ein Thema in den Mittelpunkt, das mich nicht mehr loslassen sollte: HIV / Aids und die verheerenden Folgen.

Warum ich das alles so ausführlich beschreibe? Weil nur auf dem Hintergrund meiner Lebensgeschichte die Gedanken in diesem Buch nachvollziehbar werden. Nur wer sich den harschen Realitäten des Alltags wirklich ausgesetzt weiß, kann ihre Zweifel und Fragen verstehen. Er kann sich hineindenken in die Abgründe, die einen als Priester oftmals verzweifeln lassen.

Nur wer meinen Werdegang kennt, kann auch begreifen, dass hinter all meinen Gewissensnöten ein unbedingter Wille zum Dialog steht, und, ja, auch die Sehnsucht, mit meinem Anliegen ernst genommen zu werden. Es geht in diesen Texten eben nicht um bloße Kirchenkritik, sondern um ernste Anfragen, die sich nicht mehr alleine mit dem

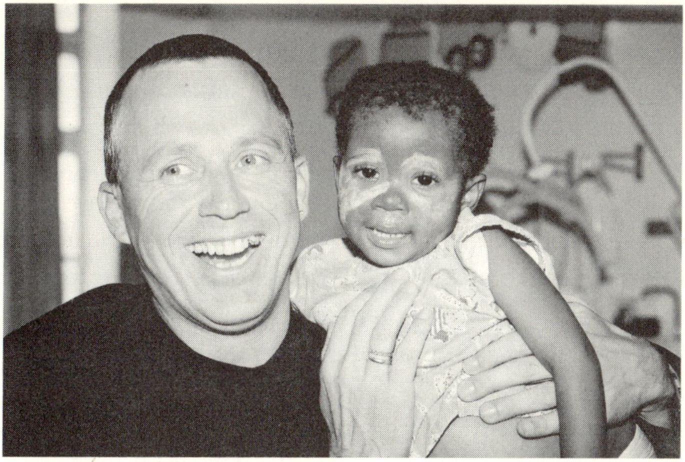

Stefan Hippler mit einem der Kinder, die seine Hilfsorganisation HOPE Cape Town betreut

Verweis auf Gottes Willen oder auf das klassische »Es war immer schon so, warum sollten wir's plötzlich anders machen?« abtun lassen. Es geht vielmehr um Herausforderungen des wirklichen Lebens, um Fragen, auf die wir Antworten finden müssen. Es geht um die Auseinandersetzung mit den Erkenntnissen der modernen Naturwissenschaft – und mit den uralten Quellen unseres christlichen Glaubens.

Das Leiden, das die Aids-Pandemie über Millionen von Menschen, auch Millionen von Christen, Millionen von Katholiken bringt, zwingt uns zum Beispiel dazu, einen neuen Dialog mit Augustinus zu führen. Denn dieser Kirchenvater hat die meisten Prinzipien der christlichen Sexualmoral und Sündenlehre so festgeschrieben, dass sie bis heute unverrückbar scheinen. Es geht mir keineswegs darum, alles Alte, Hergebrachte, Tradierte über Bord zu werfen und durch zeitgenössische Erkenntnisse zu ersetzen. Aber es geht um eine ehrliche Auseinandersetzung, die offen sein muss für das Neue, das Gott uns immer wieder schenken will. Dabei müssen wir unsere Angst durch Gottvertrauen überwinden. Benedikt XVI., unser jetziger Papst, ist ein brillanter Theologe. Es heißt in eingeweihten Kreisen, dass ihm nach zwanzig Jahren im Vatikan die Realitäten des Lebens nicht mehr allzu nah seien. Aber ich wünsche mir, dass die höchsten Autoritäten unserer Kirche ihren Praktikern zumindest zuhören und nicht von vorneherein die Ohren verschließen.

Ich habe keine Patentrezepte. Ich habe auch nicht die Absicht, unsere Kirche umzubauen oder gar an ihren Fundamenten zu rütteln. Aber ich möchte, dass meine praktischen Erfahrungen und intellektuellen Einsichten in die Entwicklung der Theologie des menschenfreundlichen Gottes hineingedacht werden. Die Zeiten, in denen man Menschen verdammt, nur weil sie selbständig denken, sollten in unserer Kirche endgültig vorbei sein. Ich erwarte jenen geistigen Respekt, den ich anderen entgegenbringe. Es ist nämlich der Respekt gegenüber den Menschen, von deren Leben und Leiden dieses Buch handelt. Sie alle sind Töchter und Söhne Gottes, sie alle werden respektiert und bedingungslos geliebt von ihm.

EINE STRAFE GOTTES?

Die »Lustseuche« und das Schweigen unserer Kirche

Flache, schmucklose Langhäuser, im Garten purpurne Bougainvilleen, Astern, Gemüserabatten. An der Pforte eine Gipsfigur, die Himmelskönigin im azurblauen Mantel. »Heilige Maria, bitte für uns!« Aus einem Gebäudetrakt dringt Rosenkranz-Gemurmel. Wir befinden uns im Mutter-Teresa-Heim in Sambias Hauptstadt Lusaka. Schwester Vincenca öffnet die Tür zum Männerflügel. Der Tod schaut uns aus hundert Gesichtern an. Glasige, stumpfe Blicke, gekrümmte, abgemagerte Körper auf Stahlrohrliegen, schnarrender Husten, Ventilatoren, die durch die medikamentengesättigte Luft quirlen. Hier liegen Aids-Kranke im finalen Stadium ihres Leidens. »Jeden Monat kommen neunzig Neuzugänge«, sagt die Nonne, »und jeden Monat sterben bis zu fünfzig Menschen.«

Es ist beeindruckend, was die katholischen Ordensfrauen in diesem Hospiz leisten. Sie pflegen und trösten und tun alles Menschenmögliche, damit die Todkranken in Würde sterben können. Man kann von den Nonnen sehr viel über das Leben nach dem Tod lernen. Schwierig wird es, wenn wir versuchen, mit ihnen über das Leben vor dem Tod zu reden, über Ursachen der Seuche, die verheerenden Gebräuche der Sambier, die Allmacht des Aberglaubens, das Ausmaß der Vergewaltigungen oder die Verantwortungslosigkeit der afrikanischen Männer. Oder gar über den Gebrauch von Präservativen, um die Pandemie einzudämmen. Das sind heikle Themen, die sie lieber beschweigen. Die Mauern des Pflegeheims und die Dogmen der Amtskirche grenzen sie von der Realität ab.

Nehmen wir den Aberglauben und seine Folgen, also jene Realität, die auch aufgeklärte Geister gerne ignorieren, weil sie fürchten, den Schonraum der *political correctness* zu verlassen. Viele Afrikaner glauben, der tödliche Erreger werde durch Hexerei, böse Blicke oder Moskitos übertragen. In einem Dorf unweit von Lusaka wollte ein Häuptling alle Verdächtigen, die angeblich per Zauberei Aids verbreiten, durch den Genuss eines giftigen Gebräus überführen; 16 Menschen überlebten das »Gottesurteil« nicht. Bei den Tonga, Kaonde, Lunda, Lala und anderen Volksgruppen ist *dry sex* üblich. Die Frauen trocknen mit Baumrinde, Kräutern, Papier oder einem Gemisch aus Erde und Pavianurin ihre Vagina aus. Die Männer schätzen das, weil sie angeblich beim Geschlechtsverkehr ihre Männlichkeit stärker spüren. Auch die Sitte der Witwenvererbung wird vielerorts gepflegt: Ein Bruder oder Vetter des Verstorbenen schläft mit dessen Frau, um sie von den Dämonen des Todes zu reinigen. In zahlreichen Kulturen Afrikas ist die Polygamie weit verbreitet, und es werden immer noch Beschneidungsrituale durchgeführt, die junge Mädchen genital verstümmeln und ihrer Sexualität berauben.

Die katholische Kirche verurteilt zwar diese barbarischen Bräuche, zugleich aber stößt sie selber immer wieder in die Posaunen der Gegenaufklärung – übrigens in bemerkenswerter Einmütigkeit mit evangelikalen Sekten,

Freikirchen und islamischen Theologen. Kondome? Teufelszeug! Die Seuche? Eine Strafe Gottes. Seid enthaltsam! Bleibt treu! Sündigt nicht! Aus solchen Empfehlungen spricht eine zeitlose Weltanschauung, die sich seit den Tagen der Kirchenväter nicht verändert hat. *Inter faeces et urinam nascimur* – zwischen Kot und Urin sind wir geboren, schreibt Augustinus. Die Sexualität ist und bleibt etwas Schmutziges, Verwerfliches. Erlaubt ist sie nur in der christlichen Ehe, und sie hat allein dem Zwecke der Fortpflanzung zu dienen. Im 16. Jahrhundert lehrte Paracelsus, der Allmächtige habe die Syphilis auf die Menschheit herniedergeschleudert, um sie für ihre Lasterhaftigkeit und Geilheit zu strafen. Vierhundert Jahre später verkündigen christliche Fundamentalisten immer noch die gleiche Weisheit: Aids ist eine »Lustseuche«, und sie verschont nur den, der fromm und keusch lebt.

Auf einem Kontinent, in dem die sexuelle Aktivität oft schon mit zwölf beginnt, muten die Aufrufe zur Enthaltsamkeit weltfremd an. Die afrikanische Jugend kommt schnell zur Sache, sie will sich eines der wenigen billigen Vergnügen in einer Welt des allgegenwärtigen Mangels nicht auch noch durch Moralpredigten vergällen lassen. Aber, ceterum censeo, die Nonnen im Mutter-Teresa-Heim antworten nicht, wenn wir sie nach wirksamen Strategien der Aufklärung und Vorbeugung fragen. Sie reagieren wie die meisten Priester, Theologen, Laienprediger oder kirchlichen Mitarbeiter, die ich in Afrika befragt habe: wortkarg, ausweichend und – man kann es nicht anders nennen – verklemmt. Dreizehn Jahre bin ich als Korrespondent durch diesen Kontinent gereist, und zunächst habe ich wie viele meiner Kollegen die Dimensionen der Seuche gewaltig unterschätzt. Ich dachte, es seien die üblichen Übertreibungen nach der beliebten Horrorformel Aids = Afrika = Apokalypse.

In Uganda, an einem Märzsonntag des Jahres 1995, erkannte ich meine Fehleinschätzung. Es hätte eigentlich ein fröhlicher Tag werden sollen, und am Morgen sah noch alles danach aus. Ich stand zwischen aufgeputzten Christenmenschen, die in der katholischen Kathedrale hoch über der Hauptstadt Kampala den Josefitag feierten. Die Strahlen der Morgensonne brachten die Glasmosaiken zum Glühen, und der Organist spielte wilde Variationen von Boulez bis Bach. Grünschmuck und Madonna, Kreuzweg und Tabernakel, Messkelch und Hostienteller, die glaubensfesten Traktate im Schriftenständer wären jeder Pfarrei in Altbayern würdig gewesen. Nur einen farblichen Unterschied gab es: Die Gottesmutter und das Jesuskind waren schwarz.

Am späten Vormittag fuhr ich an den Victoria-See, und dort, in einem verschlafenen Fischerdorf, sollte ich den ersten Aids-Toten in meiner Zeit als Afrika-Berichterstatter sehen. Unter einem Mango-Baum in der Ortsmitte stand ein selbst gezimmerter Sarg; just als ich ankam, platschte eine überreife Frucht auf die Holzbretter. In einem Krämerladen ein paar Meter daneben lag eine Frau, die an diesem Morgen gestorben war. Sie ruhte auf einer alten Matratze, umgeben von Waschpulvertüten, Reissäcken, Seifen, Thunfischdosen und allerlei Haushaltswaren. Am Kopfende der Matratze kniete der Vater und betete, daneben kauerten Mutter, Tanten, Kinder und Nachbarn. Der Körper der Toten war spindeldürr, die Haut knittrig wie Pergament. Ihr Kinn war mit einer Mullbinde hochgebunden worden. Das Virus hatte diese Frau geholt. Sie war nur 34 Jahre alt geworden und hinterließ vier Kinder. »Was soll ich nur tun?«, klagte der Vater. »Ihr Mann ist tot und jetzt auch noch sie. Ich bin zu alt, um für die Kinder zu sorgen.«

Auf dem Rückweg fiel mir im Nachbardorf eine Versammlung auf, die ich bei der Anfahrt für eine Hochzeitsgesellschaft gehalten hatte. Es war ein Leichenschmaus. Auch hier trauerten die Menschen, auch sie hatten einen Aids-Toten zu beklagen, einen Mann, dreißig Jahre jung, vorgestern verschieden. Eine Frau bot mir Bananenbrei an. Auf ihrem T-Shirt prangte die Kathedrale von Kampala. Darunter stand: »February 1993, Pope John Paul visits Uganda.« Er habe auch über die Seuche gesprochen, erzählte die Frau. Das Wort Kondom aber habe der Pontifex nicht erwähnt, fügte ein Sozialarbeiter hinzu, der die Hinterbliebenen betreute. Kirchenkritiker verübelten Johannes Paul II. damals, dass er lieber die Verbreitung der Seuche in Kauf nehme, als die Morallehre des Vatikans zu ändern. »In dieser Gegend sind viele HIV-positiv«, sagte der Sozialarbeiter. Wie viele? »Viele, sehr, sehr viele.«

Das war der Anfang. Am Ende meiner Jahre in Afrika kam ich mir bisweilen vor wie ein Aids-Korrespondent, der nur noch über ein Thema berichtet. In Namibia, Lesotho, Swasiland, Simbabwe, Malawi, Südafrika oder Sambia, wo die Folgen der Pandemie besonders dramatisch sind, hat mich immer wieder die Wut über das Schweigen meiner Kirche gepackt, und manchmal ließ ich alle Hoffnung fahren, dass sich ihre versteinerte Morallehre jemals ändern könnte. In solchen Augenblicken fiel mir ein Stoßgebet ein, dass ich in irgendeinem Roman von Samuel Beckett gelesen hatte: *Domine, labia mea aperis!* Öffne Du meine Lippen, o Herr!

Aber es gab – gottlob! – auch gegenteilige Erfahrungen und Begegnungen. Immer wieder traf ich eigensinnige

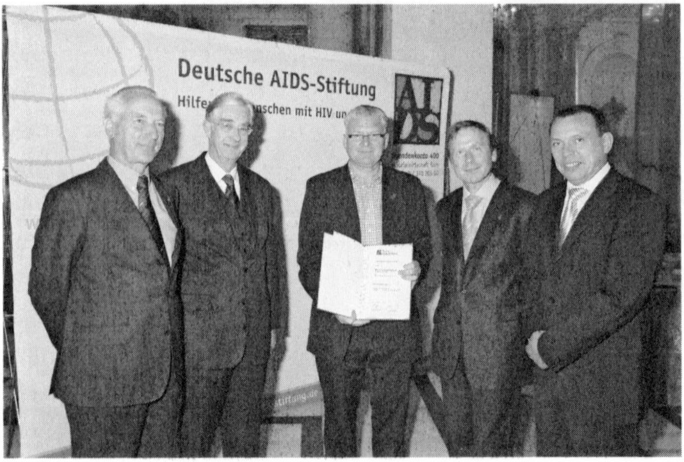

Bartholomäus Grill erhält für seine Afrika-Berichterstattung den Preis der Deutschen AIDS-Stiftung

und couragierte Kirchenleute, die nicht viel reden, sondern handeln, und die in Anbetracht des Massensterbens die geradezu kriminell anmutenden Lehren und Vorschriften des Vatikans ignorieren. »Es ist unsere Christenpflicht, Leben zu schützen«, sagte ein irischer Priester, den ich in Lusaka interviewte. Sein Auto war vollgeladen mit Kondomen; er verteilte sie in den Dörfern, auf den Märkten und sogar nach dem Sonntagsgottesdienst.

Einem solchen Pfarrer begegnete ich auch in Kapstadt, beim Gottesdienst in der neuromanischen Nazareth-Kirche, und seine furchtlose Predigt zog mich sogleich in ihren Bann. Da war einer, der unbequeme Wahrheiten aussprach. Der den Gläubigen in einer unaufdringlichen Art ins Gewissen redete. Der die radikale Botschaft Jesu beim Wort nahm: Was ihr dem geringsten meiner Brüder angetan habt, das habt ihr mir angetan. Auf der Kanzel stand kein Seelenfischer, sondern ein wahrer Seelsorger, ein Reformator, kein Revoluzzer, ein Theologe der Befreiung, kein Ketzer. Er nahm die Herausforderung von HIV/Aids an, mit heiligem Zorn und kämpferischem Ernst, aber auch mit katholischer Lebensfreude und Selbstironie. Stefan Hippler hieß der Pfarrer, und er sollte der Gottesmann sein, der mich, den abtrünnigen Sohn, wieder zurückführte in den Schoß der römisch-katholischen Kirche. Ich besuchte HOPE Cape Town, sein Aids-Projekt, die Kinderstation im Tygerberg-Krankenhaus und die Kliniken in den Townships. Ich befragte ihn regelmäßig, wenn ich zum Thema HIV/Aids recherchierte, und einmal schrieb er im politischen Ressort der *ZEIT* einen Kommentar, der für beträchtlichen Wirbel sorgte.

Dann kam der Tag, an dem in Rom der neue Papst gewählt wurde. »Hoffentlich wird es kein Afrikaner«, sagte Hippler, »denn die sind oft noch rückständiger als die Europäer.« Zu den Favoriten auf den Stuhl Petri zählte nämlich der Nigerianer Francis Arinze, ein ausgesprochen orthodoxer Kardinal, der immer wieder betont, dass allein Enthaltsamkeit die Seuche eindämmen könne. Es wurde bekanntlich ein Bayer zum Papst gewählt, aber Geistliche, die aus dem Freistaat kommen, stehen im Allgemeinen auch nicht im Verdacht der Fortschrittlichkeit. Allein, mit Joseph Ratzinger bekleidete fortan ein hochkarätiger Theologe das höchste Kirchenamt, ein aufgeklärter Konservativer und scharfsinniger Gelehrter, der sich nicht scheute, mit dem Philosophen Jürgen Habermas über Vernunft und Glauben zu disputieren.

Niemand erwartet, dass Papst Benedikt die katholische Morallehre über den Haufen wirft, aber man darf darauf hoffen, dass die Amtskirche im Zeitalter von HIV/Aids schrittweis und allgemach umdenkt. Wir überlegten, wie wir diesen Prozess stimulieren könnten. Eine private Audienz beim Pontifex maximus? Das ist für einen einfachen Auslandsseelsorger, der von einem Journalisten begleitet wird, so gut wie unmöglich. Wir könnten unser Anliegen höchstens an einen Kurienkardinal herantragen, da wäre schon viel erreicht, meinte Pater von Gemmingen, der Chefredakteur von Radio Vatikan. Er empfahl uns, unsere Gedanken zu Gott, Aids und Afrika schriftlich niederzulegen. Wir beschlossen ein Buch zu schreiben, dieses Buch, und es Papst Benedikt XVI. zu senden. Wir verbinden es mit der Hoffnung, dass er die Wende einläutet. Dass die Historiker nach seiner Ägide über die katholische Kirche sagen werden, was Galileo Galilei über die Erde sagte: Und sie bewegt sich doch!

EIN ZEICHEN DER HOFFNUNG

Wie unsere Hilfsorganisation HOPE Cape Town entstand und was wir tun

Seit 1999 hatte ich als Mitglied des Rotary Clubs in Kapstadt für ein medizinisches Projekt im Kinderkrankenhaus von Tygerberg gearbeitet. Und weil das sehr gut lief, wurde ich schon ein halbes Jahr später gefragt, ob wir nicht auch im Bereich HIV / Aids aktiv werden könnten. Denn die Statistiken waren alarmierend: Jedes dritte Kind, das als Patient eingeliefert wurde, hatte das Virus im Blut.

Ich setzte mich mit unserer Pfarrgemeinderatsvorsitzenden Dr. Monika Esser, die als Kinderärztin im Tygerberg-Hospital arbeitet, zusammen, und wir zerbrachen uns den Kopf darüber, was wir tun könnten, um der Klinik zu helfen. Als Priester war mein erster Gedanke, Ressourcen aus dem kirchlichen Sektor zu nutzen; im St.-Josephs-Heim für behinderte Kinder, einer Gründung der deutschen Pallottinerinnen, stand zum Beispiel ein ganzer Krankensaal leer. Könnten wir da nicht kleine Patienten aus Tygerberg nachbetreuen, um das Krankenhaus zu entlasten?

Die ersten Gespräche mit den Schwestern von St. Joseph verliefen sehr konstruktiv, ja, sie waren begeistert von der Idee. Schon bald begannen wir mit konkreteren Planungen, die ersten Spenden gingen ein, obwohl wir uns noch in der Aufbauphase befanden. Aber nicht alle waren von unserer

Idee so angetan wie die Nonnen. Wir hatten nicht einkalkuliert, dass der Verwaltungsrat des Heims in allen Angelegenheiten stets das letzte Wort hat.

Das Gremium unter dem Vorsitz des Erzbischofs von Kapstadt lud uns ein, unser Anliegen vorzustellen. Und sogleich wurden die ersten Bedenken geäußert. Wäre es nicht besser, wenn wir die Spenden direkt an das St.-Josephs-Heim weiterleiteten, die sie dann je nach internem Bedarf einsetzen? Ein Vertreter des Kinderkrankenhauses Red Cross gab zu bedenken, dass man unmöglich behinderte Kinder mit HIV-positiven Kindern zusammenbringen könne. Ein Schreckensszenario wurde gemalt, blutende Kinder, höchste Ansteckungsgefahr, undenkbar! Schließlich wurden wir noch gefragt, ob wir denn für die kommenden Jahre auch die Finanzmittel garantieren könnten. Kurzum, der Abend mit dem Gremium endete in einem Fiasko: Wir hatten eine Niederlage auf allen Ebenen erlitten.

Ein paar Tage später erreichte uns das Schreiben einer Anwaltskanzlei. Man untersagte uns vorsorglich, den Namen des St.-Josephs-Heimes für irgendwelche Zwecke zu verwenden. Diese brüske Abmahnung machte mich fassungslos. Wobei anzumerken ist, dass die Landesregierung der Western Province einige Zeit später unseren Plan eins zu eins umsetzte und das Projekt für drei Jahre vorfinanzierte – mit Zustimmung jenes Gremius, das unsere Initiative rundweg abgelehnt hatte.

Wir aber mussten *back to square one*, zurück ins Ausgangsfeld, wie man in Südafrika sagt. Wie sollte es weitergehen? Irgendwann kam uns die Idee, das Projekt direkt im Kinderkrankenhaus von Tygerberg anzusiedeln. Wir schlugen vor, eine Abteilung für Infektionskrankheiten aufzubauen, die sich vor allem des dringlichsten Problems, nämlich

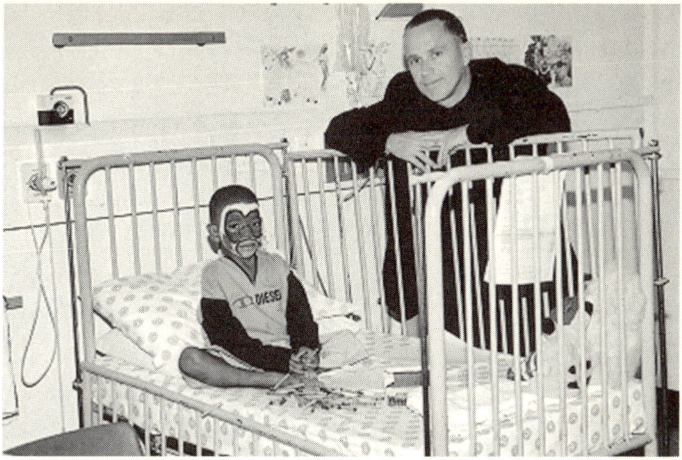

Im Tygerberg-Hospital

HIV/Aids, annimmt. Die Verhandlungen mit der Krankenhausverwaltung verliefen, anders als gedacht, ganz reibungslos. Erstmals wurde einer Nichtregierungsorganisation zugestanden, ein eigenes Büro in einem staatlichen Krankenhaus einzurichten. Wir bauten die neue Abteilung auf und nannten sie *Ithemba Ward*, Station der Hoffnung. Sie verfügte über 24 Betten und wurde von zwei Ärzten und und 14 Krankenschwestern in drei Schichten betreut. Am 29. Oktober 2001 war es dann endlich so weit: Wir luden 150 Gäste ein und weihten die Abteilung offiziell ein. Dieses Datum war zugleich der Geburtstag von HOPE Cape Town, unseres Projekts »Hoffnung«.

Aber aller Anfang ist schwer, diese Lektion mussten auch wir lernen. Wir hatten zwar genug Geld beisammen, um eine Koordinatorin des Projekts anzustellen, und auch die Station war voll funktionsfähig. Aber die zugeteilten Schwestern waren uns zunächst nicht gerade freundlich gesonnen. Es störte sie, dass ständige fremde Leute hereinschneiten; sie fühlten sich beobachtet, das Wort von den »Kontrolleuren« kam auf. Außerdem wurde plötzlich in einem Krankenhaus, in dem Afrikaans quasi die Amtssprache war, auch noch Englisch gesprochen. Und dann dieser verrückte Deutsche, der Priester, der immer vorbeischaute. Schon wieder einer dieser Europäer, die glauben, alles besser zu wissen ... Es war ein hartes Stück Arbeit, ehe wir das Vertrauen des Pflegepersonals gewinnen konnten, fast ein Jahr sollte es dauern.

Wir hatten unterdessen beschlossen, dass jeder kleine Patient von einem erwachsenen Angehörigen begleitet werden sollte. Denn für viele arme Familien ist der tägliche Besuch eines weit entfernten Hospitals schlicht unbezahlbar. Wir schufen also zusätzliche Schlafgelegenheiten, kauften Matratzen und organisierten die Verpflegung für familiäre Begleiter.

Viele der Kinder, die anfangs eingeliefert wurden, starben. Die teuren antiretroviralen Medikamente, die ihr Leiden gelindert und ihr Leben verlängert hätten, waren auf dem normalen Lieferweg nicht zu erhalten und zunächst fast unerschwinglich. Also begann HOPE Cape Town, die Spenden auch für den Erwerb dieser Medikamente auszugeben, nicht nur für die Kinder, sondern auch für die infizierten Eltern. Denn es war einfach untragbar, dass ein Kind überlebt und anschließend gleich zum Waisen wird. Weil wir dafür viel Geld brauchten, suchten wir Sponsoren in Deutschland; dabei hat sich Dr. Susanne Reuther, die mit uns in Südafrika arbeitet, besonders große Verdienste erworben. Die Krankenhausverwaltung stand dieser Ausweitung unserer Aktivitäten zunächst skeptisch gegenüber, denn es gab da ein paar ungeklärte Fragen: Wer zeichnet für die Therapie verantwortlich? Und von wem sollen die Medikamente bezogen werden? Die Administration entschied: Selbstverständlich von der Apotheke im Krankenhaus, und zwar privat und nur gegen Rechnung. Hinzu kam, dass das nationale Gesundheitsministerium die so genannte ARV-Therapie immer noch für Teufelszeug hielt, und manche selbsternannten Experten glaubten gar, Medikamente wie Nevirapine könnten die Patienten vergiften. Die Präparate hatten sich nach gründlichen klinischen Tests allerdings längst bewährt, waren seit Jahren auf dem Markt und wurden in aller Welt verordnet. In Südafrika aber blieben sie höchst umstritten, und die politische Entscheidung, sie allgemein zugänglich zu machen, brauchte eine halbe Ewigkeit. So blieb es zunächst Nichtregierungsorganisationen wie HOPE Cape Town überlassen, durch die ARV-Therapie wenigstens einige Menschen zu retten.

Mir wurde angesichts der astronomischen Preise dieser Medikamente übrigens auch klar, was in Südafrika nach der Abschaffung der politischen und gesellschaftlichen Rassentrennung mit »ökonomischer Apartheid« gemeint war: Wer arm und schwarz ist, muss sterben. Wer reich und weiß ist, darf leben.

Irgendwann war die Medikamentenfrage endlich geklärt, und schon kam die nächste Kalamität auf uns zu. Wir nahmen im ersten Schritt nur die dringlichsten Fälle in unseren Behandlungsplan auf, also Kinder, die nur durch die ARV-Therapie eine Überlebenschance hatten. Viele konnten wir retten, einige aber leider nicht. Vielleicht kann sich die Leserin, der Leser vorstellen, was es bedeutet, wenn wir einer Spenderfamilie in Deutschland den Namen und ein Bild ihres »Patenkindes« gesandt hatten, und ihr dann, kaum dass sie erstmals geantwortet und vielleicht ein

Geschenkpaket für das betroffene Kind geschickt hatte, mitteilen mussten, dass ihr Schützling bereits tot war. Es war eine schwierige Phase des Lernens, des Betens und manchmal auch des Fluchens. Die Kinder starben einem unter der Hand weg, und man stand mit geballten Fäusten daneben.

Schon bald stellten wir eine zusätzliche Ärztin als Teilzeitkraft an, um die wenigen Fachkollegen, die mit der antiretroviralen Therapie Erfahrung hatten, zu entlasten. Man will es zwar nicht glauben, aber es ist so: In einem Land mit zweitausend Neuinfektionen pro Tag kennen sich immer noch viel zu wenige Mediziner mit der Behandlung von HIV und Aids aus, und manche wollen gar nichts damit zu tun haben.

Die kranken Kinder wurden in der Regel von Tageskliniken in den Townships zu uns nach Tygerberg überwiesen, und wir besuchten diese ersten Anlaufstationen, um Möglichkeiten einer intensiveren Kooperation auszuloten. Unsere Vision war, über HOPE Cape Town in diesen Tageskliniken zusätzliche Kräfte einzustellen, so genannte *health workers*, die sich auf HIV/Aids und Tuberkulose konzentrieren sollten. Wir wollten die neuen Mitarbeiter in den Townships rekrutieren und ausbilden. Sie sollten sich über ein Studium an der Fernuniversität UNISA in Pretoria kontinuierlich fortbilden können.

Am Anfang wurden wir ausgelacht. Unerfahrene Kräfte aus den Townships, die in medizinischen Einrichtungen des Staates arbeiten – wie soll das denn funktionieren? Und außerdem: Das gab es noch nie. Aber unsere Beharrlichkeit, manchmal vielleicht auch Dickköpfigkeit, zahlte sich aus. Am Ende war es gar nicht so schwer, das Schwesternteam in der Tagesklinik der Township Mfuleni davon zu überzeugen, dass es die Speerspitze einer neuen Strategie im Kampf gegen die Seuche werden könne.

Constance Nobathembu Mayaba war die erste »Gesundheitsarbeiterin« von HOPE Cape Town, sie wurde im September 2002 eingestellt. Und unser anfangs belächelter Vorstoß sollte zu einer Erfolgsgeschichte werden, denn unterdessen sind 23 *health workers* im Rahmen unseres Projekts in diversen Township-Kliniken beschäftigt. Sie wurden von einer Ärztin praktisch ausgebildet und vertiefen ihre Kenntnisse durch Fernstudien. Überdies haben wir eine erfahrene Krankenschwester angestellt, die ihre Fortbildung vorantreibt und ihre Einsätze koordiniert. Unterdessen gelten unsere »Gesundheitsarbeiter« als bewährte Fachkräfte im Bereich HIV/Aids, das hat sogar die Provinzregierung anerkannt.

Aber alle Maßnahmen gegen die Seuche gleichen einem Kampf gegen Windmühlen, wenn man die Vorbeugung außer Acht lässt. Deshalb hat HOPE Cape Town von Beginn ein großes Gewicht auf die Präventionsarbeit gelegt und auf all die sozialen Fragen, die die Pandemie begleiten, von der Stigmatisierung der Opfer bis zur *culture of denial*, also der Bagatellisierung des Problems. Natürlich musste in diesem Zusammenhang auch die Frage gestellt werden, wie wir es mit dem Kondom halten, und da kann es keine eindimensionalen Antworten geben.

Der Gründer von HOPE Cape Town ist zwar ein katholischer Pfarrer, aber die Gruppen, mit denen das Projekt zusammenarbeitet, sind vielstimmig und vielschichtig. Es sind Kirchengemeinden und Schulklassen, Wirtschaftsunternehmen und staatliche Institutionen, junge und alte Menschen. Einmal veranstalteten wir zum Beispiel eine Aufklärungsrunde mit geistig Behinderten, von denen viele sexuelle Erfahrungen gemacht hatten. Ich stellte mir dabei die Frage, ob ich diesen Menschen überhaupt eine Perspektive des Selbstschutzes anbieten könne, wenn ich mich streng an die Vorgaben der kirchlichen Lehre halten würde. Was sollten sie mit der Empfehlung der Enthaltsamkeit anfangen? In solchen Situationen wurde mir das Dilemma unserer Kirche besonders bewusst.

Da die Prävention allmählich zu meiner Kernaufgabe wurde, musste ich mir die nötigen Fachkenntnisse aneignen und entwickelte mich im Laufe der Jahre zu einem Amateur-Mediziner, und als solcher dachte ich auch über die Rolle der *Sangoma* nach. Rund achtzig Prozent der schwarzen Südafrikaner suchen zunächst den traditionellen Heiler auf; erst wenn der nicht mehr helfen kann, gehen sie zu einem Schulmediziner. Ich wunderte mich, warum diese Naturheilkundigen nicht eingebunden wurden in die Strategien zur Eindämmung von HIV/Aids. Man müsste doch diese beiden Welten – die überlieferte und die moderne Medizin – verbinden können.

Und so wurde die nächste Initiative von HOPE Cape Town geboren. Im Dezember 2003 trafen in einem Workshop der akademischen Abteilung des Tygerberg-Krankenhauses hundert Sangoma mit Vertretern der Schulmedizin zusammen. Sie diskutieren über ihre Differenzen und Gemeinsamkeiten und auch darüber, wie eine künftige Kooperation zum Wohl der Patienten aussehen könnte. Ich lernte an diesem Tag eine Menge über die Sangoma. Sie erzählten von ihrer Ohnmacht, wenn sie die Kranken sterben sahen, und man spürte ihren Wunsch, als gleichwertige Partner im Gesundheitssektor anerkannt zu werden.

Gleichzeitig wurde bei dieser ungewöhnlichen Veranstaltung auch deutlich, wie weit die Vorstellungen über

Krankheit und Heilung auseinandergehen können. In meinen Augen war die Behauptung der Sangoma, Aids heilen zu können, der Unwissenheit oder Ignoranz oder purem Größenwahn geschuldet. Nun wurde ich vorsichtiger in meinem Urteil, weil ich mehr über ihre Vorstellungswelt erfahren hatte. Eine Krankheit, auch HIV/Aids, ist nach ihrer Auffassung ein spirituelles Zeichen der Ahnen, eine Warnung, ein Ruf, eine Intervention, und nicht nur ein rein körperlicher Defekt. Und Heilung bedeutet in diesem Kontext, dass die Symptome einer Krankheit verschwinden, aber keineswegs, dass das Virus besiegt wurde.

Die erste Annäherung war gelungen, und es folgten drei weitere Arbeitstreffen. Die Sangoma führten uns in den Kosmos ihrer Heilkunst ein, in die vielfältigen Geheimnisse der Naturmedizin und in den Umgang mit *muti*, spirituellen Kräften und Objekten. Und sie lernten ihrerseits etwas über die westliche Wissenschaft, über Virologie, moderne Testverfahren und Therapiepläne.

Im Laufe dieses Austausches wurde ich mir einer bisher unausgesprochenen kulturellen Barriere bewusst. Die Zusammenarbeit war für die Sangoma, die überwiegend aus den Volksgruppen der Xhosa stammten, durch ihre Tradition begrenzt, weil ich kein richtiger Mann war – ich war nicht beschnitten. Ein »Schönheitsfehler«, dachte ich erst. Aber es war mehr als das, ich merkte das anlässlich einer Einladung zu einem rituellen Fest: Ich wäre einfach kein vollwertiger Teilnehmer gewesen. Also beschloss ich, mich beschneiden zu lassen. Weil es ohnehin hygienischer ist und man(n) nicht so viel verliert. Ein italienischer Chirurg nahm in einem Krankenhaus den Eingriff vor, und nachdem ich zwei Wochen breitbeinig wie John Wayne herumgelaufen war, konnte ich als richtiger Mann an der Feier

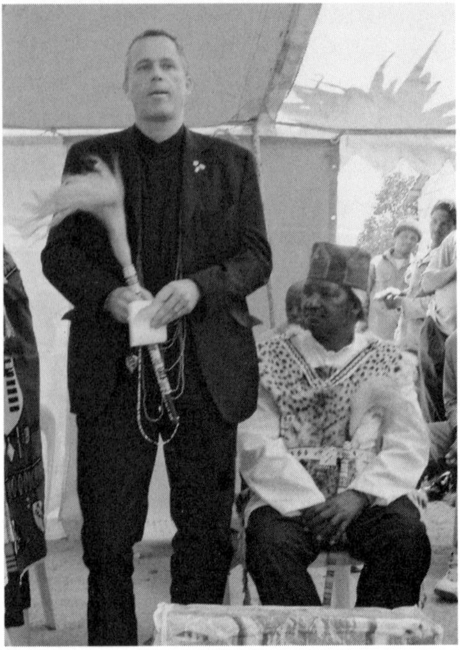

Stefan Hippler bekommt von den Sangoma einen Kuhschwanzwedel als Zeichen seiner neu gewonnenen Autorität überreicht

teilnehmen. Ich bekam sogar einen Kuhschwanzwedel überreicht, ein Zeichen der Anerkennung meiner hinzugewonnenen Autorität.

Im Oktober 2005 startete dann ein Pilotprojekt von HOPE Cape Town, das allerdings vorher von der Provinzregierung genehmigt werden musste: Neun Sangoma und fünf unserer »Gesundheitsarbeiter« sollten gemeinsam ein sechswöchiges Vollzeittraining absolvieren und versuchen, ein geregeltes Überweisungssystem zwischen traditionellen Heilern und staatlichen Kliniken zu erarbeiten. Eine Wissenschaftlerin der University of Cape Town, die ihre Doktorarbeit über afrikanische Naturheilkunde geschrieben hatte und selbst zu einer weißen Heilerin geweiht worden war, sollte das Projekt zwei Jahre lang begleiten. Die finanziellen Mittel wurden unter anderem von der Deutschen Aids-Stiftung, Round Table Deutschland und der Firma MTU South Africa Pty Ltd. gestiftet. Wir schulden den Spendern großen Dank, denn ohne ihre Zuwendungen hätten wir dieses Pilotprojekt niemals anpacken können. Wenn es gelingt, könnte es zu einem Modell werden für das südliche Afrika und darüber hinaus. Unterdessen interessieren sich sogar die Zeitungen und das Fernsehen für unsere ungewöhnliche Initiative, sogar *BBC* aus London hat schon darüber berichtet.

HOPE Cape Town hat heute insgesamt 27 Mitarbeiter und Mitarbeiterinnen, und unsere Organisation ist in der ganzen Provinz Western Cape bekannt. Viele Menschen aus Südafrika und Deutschland unterstützen uns, wir arbeiten eng mit unserer Botschaft und dem deutschen Generalkonsulat in Kapstadt zusammen und erhalten regelmäßig Besuch von deutschen Politikern, Abgeordneten, Wirtschaftsvertretern und Journalisten. Auch einer Delegation des Gesundheitsausschusses des Deutschen Bundestages konnten wir unser Projekt vorstellen, und selbst der damalige Außenminister Joschka Fischer fand Zeit für ein Informationsgespräch.

Als 2006 die zehnjährige Partnerschaft zwischen Bayern und dem Westkap auf das Feld HIV/Aids ausgeweitet wurde, wirkte HOPE Cape Town bei der Formulierung der erweiterten Kooperationsvereinbarung mit. Außerdem gehören wir im Rahmen dieser Zusammenarbeit zum Beratergremium des Gesundheitsministeriums der Provinz und konnten gemeinsame Initiativen mit der medizinischen Fakultät der Universität Stellenbosch einleiten. Wir wollen künftig in den Bereichen Forschung und Ausbildung eng kooperieren, denn die Strukturen, die wir in den Townships aufgebaut haben, eröffnen den Wissenschaftlern neue Zugänge. Seit dem 6. Mai 2006 ist HOPE Cape Town als selbständige Stiftung registriert.

Aber nun genug mit der Selbstbespiegelung. Ich will nur noch eine Vision nennen, die HOPE Cape Town ganz besonders am Herzen liegt. Im südafrikanischen Gesundheitswesen fehlen Tausende von Krankenschwestern, viele werden von europäischen Ländern abgeworben, vor allem von England, um dort den Pflegenotstand zu beheben. Für die Fachkräfte aus Südafrika sind das sehr lukrative Angebote, sie werden daheim miserabel bezahlt und können im Ausland in kurzer Zeit viel mehr verdienen. Weil dieser *brain drain* unvermindert anhält und immer mehr qualifizierte Leute abwandern, denken wir über alternative Wege nach, um sie zu ersetzen: Wir wollen einen neuen Bildungsweg im südafrikanischen Gesundheitswesen begründen, eine offiziell anerkannte Ausbildung zum *health worker*. Auf diese Weise könnte man zwei Fliegen mit einer Klappe schlagen: Man würde zahlreiche Ausbildungs- und Arbeitsplätze schaffen und zugleich den Mangel an Pflegepersonal reduzieren.

Aber auch diese Initiative soll nach unseren bewährten Regeln ablaufen: Wir stampfen keine neuen Strukturen aus dem Boden, sondern nutzen die bereits vorhandenen und versuchen, sie zu optimieren und zu vernetzen. Und wir wollen dies mit unseren eigenen Spendengeldern finanzieren, nicht mit staatlichen Zuschüssen. Denn schnell hängt man am Tropf des Staates – das macht nicht nur süchtig, sondern raubt auch die Unabhängigkeit.

NIEMAND STIRBT AN AIDS

Kleines ABC zur Vermeidung von Mythen und Missverständnissen

Was genau ist eigentlich Aids? Wie wirkt das berüchtigte HI-Virus? Sind das nicht höchst einfältige Fragen, nachdem die Pandemie schon ein Vierteljahrhundert wütet und die Begriffe immer wieder in den Massenmedien verbreitet und diskutiert wurden? Nein, es sind absolut berechtigte Fragen, denn es herrscht nach wie vor große Verwirrung. Das Thema wird kontrovers diskutiert, die Grundbegriffe werden je nach Kontext widersprüchlich interpretiert und verwendet, und viele Menschen kennen den Unterschied zwischen HIV und Aids nicht. Das zeigt sich immer wieder, wenn Besucher bei unserem Projekt HOPE Cape Town anklopfen und »Aids-Babys« sehen wollen. Doch der Unterschied ist fundamental: Aids ist kein Erreger und auch keine Krankheit, sondern ein Syndrom. Wenn das HI-Virus die Immunabwehr niedergerungen hat, ist der Körper anderen Viren oder Bakterien schutzlos ausgesetzt. Der Kranke tritt klinisch gesehen in das finale Stadium eines Prozesses, der, wenn keine Intervention stattfindet, tödlich endet. Man spricht vom »Vollbild Aids«. Der Patient stirbt also nicht an den unmittelbaren Folgen der HI-Viren-Attacke, sondern an einer so genannten opportunistischen Krankheit, die die Abwehrschwäche des Körpers ausnutzt.

In den Townships von Kapstadt ist das in den meisten Fällen Tuberkulose.

Aber der Reihe nach. HIV ist das Akronym für *Human Immunodeficiency Virus* und bezeichnet einen Erreger, der zunächst in den Körpern von zentralafrikanischen Affen nistete – in friedlicher Koexistenz mit den Wirtstieren. Irgendwann im vergangenen Jahrhundert ist das Virus (lateinisch für Gift) auf den Menschen übergesprungen, vermutlich durch die Jagd auf Affen und den Verzehr von deren Fleisch. So nahmen die Gesetze der Evolution ihren Lauf, und es begann ein Kampf auf Leben und Tod. Denn das menschliche Abwehrsystem schaffte es nicht, diesen Eindringling zu vernichten.

Wie steckt man sich an? Die Mehrzahl der Menschen antwortet sogleich: durch Sex. Eine simple Antwort auf eine einfache Frage. Genau deshalb wird in der Regel ignoriert, wie die Infektion tatsächlich abläuft. Um es ganz banal auszudrücken: Kein Mensch kann sich durch Sexualität anstecken. Die Übertragung der Viren erfolgt vielmehr durch den Austausch von Körperflüssigkeiten. Diese feine Unterscheidung mag auf den ersten Blick haarspalterisch anmuten, aber wenn es um die Stigmatisierung von infizierten Personen geht, wird sie sehr wichtig.

Sexualität bedeutet eben nicht nur Flüssigkeitsaustausch, sie ist ein Akt der Zuneigung und Liebe zwischen Ehegatten und Lebenspartnern, und es geht darum, die Gefahren, die mit dem Austausch von Körperflüssigkeiten verbunden sind, zu minimieren oder ganz auszuschalten.

Jenseits der Sexualität gibt es eine Reihe von anderen HIV-Infektionsgefahren. Jeder Unfall, jeder Nadelstich, jeder gemeinsam benutzte Nassrasierer, jede Bluttransfusion birgt ein Ansteckungsrisiko.

Blut, Samen, vaginale Sekrete sind die Körperflüssigkeiten, die die höchste Konzentration von HI-Viren speichern. In der Muttermilch ist ihre Dichte zwar nicht so hoch, aber durch das regelmäßige Stillen von Säuglingen werden sie ebenfalls in größeren Mengen übertragen. Alle anderen Körperflüssigkeiten sind als Übertragungsmedien zu vernachlässigen. Es gibt keine nachgewiesenen Fälle, in denen Tränen, Spucke oder Schweiß zu Infektionen geführt hätten. Das Virus kann die Haut nicht durchdringen; wenn sie gesund ist, sind Blutstropfen oder Sperma keine Gefahr. Er kann nur durch offene Stellen, Wunden oder Verletzungen die Hautbarriere überwinden.

Nicht nur HIV-negative Personen sollten den Austausch von Körperflüssigkeiten vermeiden, sondern auch Menschen, die bereits infiziert sind. Sie können sich ein zweites Mal anstecken, denn HI-Viren mutieren bei ihrer Vermehrung und »individualisieren« sich im Körper des Menschen. Diese medizinische Tatsache räumt mit der Mär auf, dass sich nicht mehr schützen muss, wer HIV-positiv ist.

HI-Viren sind so genannte Retroviren, das heißt, sie können sich nicht selbst vermehren. Sie brauchen Zellen, in die sie sich quasi einklinken, um sich zu replizieren. Diese Zellen sind die weißen Blutkörperchen, die Generale unseres Immunsystems. Sie werden umfunktioniert und produzieren neue HI-Viren, bis zu 4,2 Millionen pro Milliliter Blut. Diese setzen sich im gesamten Körper fest; nach jüngsten Forschungsergebnissen lokalisieren sie sich allerdings verstärkt im Darmtrakt. Außerhalb eines geeigneten Wirts verlieren sie schnell an Gefährlichkeit und sterben ab.

Wie verläuft die Infektion? Nach der Übertragung des Virus leiden viele Infizierte unter Grippesymptomen, die Lymphknoten schwellen an, sie haben Schmerzen im Kopf, im Hals und in den Muskeln. Gerade in den ersten Wochen nach der Ansteckung vermehrt sich das Virus millionenfach, in dieser Zeit ist das Risiko der Weitergabe extrem hoch. Die zweite Phase wird die asymptomatische Phase genannt, weil die Infizierten sich wieder absolut gesund fühlen. Langsam und unbemerkt vermehren sich die Viren im Blut und schwächen allmählich das Immunsystem, indem sie die so genannten CD-4-Zellen »umdrehen« und Viren produzieren lassen. Diese Phase kann mehrere Jahre andauern, der Infizierte ist beschwerdefrei und kann die Ansteckung nur durch einen HIV-Test feststellen. In der dritten Phase treten massive Krankheitssymptome auf: starker Gewichtsverlust, Pilzbefall, Herpes, Hautgeschwüre wie das Kaposi-Sarkom, Durchfall, länger andauerndes Fieber. In der vierten und finalen Phase überwältigen die Viren das Immunsystem, der Patient wird anfällig für schwere Krankheiten wie Tuberkulose, aber auch harmlose Infektionen können tödlich sein.

Die Mehrzahl der antiretroviralen Medikamente, die unterdessen auf dem Markt sind, stoppt die Reproduktion der Viren in den weißen Blutkörperchen. Viren, die sich rapide vermehren, machen bei der Replikation natürlich auch »Fehler« – es entstehen Mutationen. Diese können wiederum für Viren sehr hilfreich sein, um die Wirkung antiretroviraler Medikamente auszuhebeln. Man spricht dann von Resistenzen. Daher ist es bei der Behandlung so wichtig, die Vermehrung der Erreger zu drosseln. Je weniger Viren produziert werden, desto weniger Mutationsmöglichkeiten gibt es. Dieses Ziel aber wird nur erreicht durch eine gleichbleibende Dosis von antiretroviralen Wirkstoffen im Körper. Die Medikamente müssen also nach einem strikten Regime eingenommen werden. Weil die Virologen bis dato nicht so genau wissen, wo überall die Viren im Körper nisten und weil es diesen gelingt, sich »schlafend« zu stellen, wurde noch keine Methode gefunden, um sie komplett aus dem Körper zu entfernen.

In jüngster Zeit versucht die Forschung verstärkt, Medikamente zu kombinieren, um die Pillenlast zu verringern und die Anwendung zu erleichtern. Das Produkt Atripla deckt zum Beispiel die täglich notwendige Dosis durch die Einnahme einer einzigen Tablette ab.

Unter der Bezeichnung MK-0518 wurde in Amerika ein neues Mittel entwickelt, das das so genannte Integrase-Enzym der HI-Viren blockiert – die Integrase »installiert« das Erbgut des Erregers in die menschlichen Zellen – und ihre Vermehrung verhindert. Parallel dazu laufen in der Pharma-Forschung Testserien mit Gels, die vor dem Geschlechtsverkehr in die Vagina eingeführt werden, um die Viren abzutöten und zu verhindern, dass sie in den Blutkreislauf gelangen. Auch an der Entwicklung eines Impfstoffes gegen HI-Viren wird gearbeitet, aber die Wissenschaftler dämpfen die daran geknüpften Hoffnungen: Es könnte noch zehn Jahre und länger dauern, ehe ihnen der Durchbruch gelingt.

SCHWEIGEN BIS INS GRAB

Warum Aids-Kranke die Wahrheit nicht wissen wollen

Nein, nein, es geht schon. Alles ist okay. Wenn wir Maggie nach ihrem Befinden fragen, gibt sie immer die gleichen Antworten. Dabei können wir sehen, dass sie jeden Tag dünner und schwächer wird. Es bereitet ihr sichtlich Mühe, wenn sie die Zimmer in unserem Gästehaus sauber macht, sie muss sich immer mehr plagen beim Aufschütteln der Kissen oder beim Leeren der Abfallkörbe. Und trotzdem beteuert sie: Macht euch keine Sorgen. Maggie arbeitet seit zwei Jahren in der *Mediterranean Villa*. Sie ist 48 Jahre alt. 2004 starb ihr Ehemann, seither muss sie sich mit ihren drei Kindern alleine durchschlagen. Die beiden älteren Töchter arbeiten nicht, eine Tochter raucht Tik, eine der Designerdrogen, die neuerdings in Kapstadt in Mode sind. Die Folgen sind für die ganze Familie desaströs. Während die Mutter arbeitet, verkauft die Tochter den Hausrat, um sich mit Rauschmitteln zu versorgen. Aber das Geld reicht nicht, um die Sucht zu befriedigen. Die Tochter gerät in den Teufelskreis der Beschaffungskriminalität, sie klaut, wird verhaftet, die Mutter holt sie gegen Kaution wieder raus, sie bessert sich nicht, wird wieder festgenommen. Und die Mutter arbeitet und verdient das Geld, um sie wieder aus dem Knast zu holen.

Aber nun kann sie bald nicht mehr. Denn da ist diese Krankheit, über die Maggie nicht reden will. Und zum Arzt will sie auch nicht gehen. Alle unsere eindringlichen Gespräche bleiben fruchtlos. Lassen Sie nur, es geht schon, ich habe keine Zeit für den Doktor, es ist der Stress, entschuldigt sie sich. Sie und ich wissen, dass es nicht der Stress ist, sondern das Stigma. Es ist die panische Angst, gebrandmarkt und ausgegrenzt zu werden, wenn die Nachbarn in der Township erfahren, dass sie diese Krankheit hat. Diese Krankheit: HIV / Aids. Immer sind es die anderen, die Nachbarn, die Fremden, die Außenseiter, die sich anstecken. Das Stigma ist zählebig. Es speist sich aus Unwissenheit, Gerüchten, magischen Vorstellungen und moralischem Versagen. Es führt zur Exklusion von Betroffenen. »Fass mich nicht an!« – »Benutze nicht dieselbe Toilette!« Solche Sätze bekommen sie jeden Tag zu hören. Und manchmal heißt es: »Du gehörst nicht mehr zu uns!«

Das kommt dann einem sozialen Todesurteil gleich – und das in einer Kultur, in der das Prinzip von *ubuntu* so hochgehalten wird. Es ist ein Schlüsselwort der afrikanischen Solidargemeinschaft und besagt, dass ein Mensch nur durch andere Menschen zum Menschen wird.

Aids. Maggie will nicht einmal dieses Wort in den Mund nehmen. Auf dem Totenschein ihres Mannes stand auch nicht genau, woran er starb. Er war einfach schwer krank. Mehr muss niemand wissen. Mehr will sie selber nicht wissen. Und deshalb weigert sie sich, zum Arzt zu gehen. Kein Problem, alles halb so schlimm. Immer gleiche Antworten, fruchtlose Appelle, stumme Klagen, manchmal Tränen – über Wochen geht das so. Erst im November 2006 kann ich mich durchsetzen und bringe Maggie zwecks Blutuntersuchung zu einem Arzt. Doch sie weigert sich, das

Ergebnis entgegenzunehmen. Nein, sie hat dieses Leiden nicht, sie ist nicht krank. Der Arzt schreibt sie für sechs Monate arbeitsunfähig. Sie wird schwächer und schwächer, ihr Körper zerfällt, für lebensverlängernde Medikamente ist es zu spät. Bald darauf, an einem hellen Januarmorgen, stirbt sie. Maggie hat die Angst vor der Stigmatisierung getötet – ein Schicksal, das Tausende und Abertausende von HIV-positiven Südafrikanern mit ihr teilen.

DIE MINISTERIN EMPFIEHLT: ROTE BEETE

Das große Schweigen und die skandalöse Aids-Politik der südafrikanischen Regierung

Der Witz kam mir zum ersten Mal im Company's Garden zu Ohren. Das ist der zauberhafte Park im Herzen von Kapstadt, den der holländische Seefahrer Jan van Riebeeck nach seiner Landung in der Tafelbucht anno 1652 anlegen ließ. An einer Ecke der Grünanlage steht ein Toilettenhäuschen aus der viktorianischen Epoche, und auf der Parkbank davor saß ein junger Mann und erzählte den Witz. »Hast du's schon gehört? Die Toilette wird demnächst in eine Anti-Aids-Station umgewandelt. Damit sich jeder, der gerade Sex gehabt hat, die Viren abduschen kann!«

Um diesen *joke* zu verstehen, muss man wissen, dass der ehemalige Vizepräsident Jacob Zuma, ein hohes Tier der Regierungspartei African National Congress (ANC), wegen Vergewaltigung angeklagt war. Die Klägerin, eine Bekannte von Zuma, ist HIV-positiv. Auf die Frage des Richters, ob sich Zuma nicht der Infektionsgefahren durch ungeschützten Geschlechtsverkehr bewusst gewesen sei, antwortete er, dass er sich durch eine anschließende Dusche geschützt habe. Seither machen sich viele Leute über diese »nachholende Präventionsmaßnahme« des südafrikanischen Spitzenpolitikers lustig, aber das Tragische daran ist, dass sie so mancher ganz ernsthaft für ein probates Mittel gegen die Seuche hält.

Ich habe die Zuma-Geschichte in Namibia und in Kenia gehört und sogar in einem abgelegenen Dorf in den Bergen von Lesotho. Sie ist bezeichnend für den Umgang der afrikanischen Eliten mit der Pandemie. Viele Minister und Volksvertreter tragen das HI-Virus im Körper, aber bislang haben nur ganz wenige den Mut aufgebracht, sich öffentlich zu outen. Zu den rühmenswerten Ausnahmen gehört Kenneth Kaunda, der vormalige Präsident von Sambia; er hat *coram publico* erklärt, dass sein Sohn Masuzgo Gwebe an den Folgen von Aids gestorben sei.

In Südafrika, dem Land mit der höchsten Prävalenzrate auf dem Kontinent – das heißt der relativ meisten Erkrankten im Verhältnis zur Bevölkerungszahl –, ist das Schweigen besonders ausgeprägt. Die Regierung verdrängt und verharmlost und bramarbasiert über ihre ganz eigene Aids-Strategie, und etliche Kabinettsmitglieder leugnen schlichtweg die Fakten. Sie halten es mit den Weisheiten, die der prominente Abgeordnete Peter Mokaba verkündet hat: »HIV? It does not exist!« Das Virus existiere gar nicht, es sei eine Fiktion und Aids eine Erfindung der »weißen« Pharmakonzerne, die arme Länder zwingen wollen, ihre sündhaft teuren Wundermittel gegen die Seuche zu kaufen. Mokaba: »Diese Anti-Aids-Mittel sind Gift … sie können zu einem Genozid führen.« Man müsse verhindern, »dass unsere Leute als Versuchskarnickel missbraucht werden«. In den Kreisen der Regierungspartei ANC zirkulierte ein 114-Seiten-Dokument, das von einem »Syndikat weißer westlicher Interessengruppen« sprach, die eine »massive politisch-kommerzielle Kampagne für antiretrovirale Medikamente« steuern; dieser »omnipotente Apparat« wolle mit seiner Giftmedizin Afrikaner erniedrigen, ausbeuten – und töten.

Kein Wunder, dass der weiße Schriftsteller Rian Malan, der seit seinem Weltbestseller »Mein Verräterherz« kein lesenswertes Buch mehr geschrieben hat, aus den Kreisen der Herrschenden viel Beifall bekam, als er in einem Artikel für den britischen *Spectator* die »mächtige Allianz« von Pharmafirmen, Aids-Aktivisten, Hilfsorganisationen, Wissenschaftlern und hysterischen Journalisten bezichtigte, die Aids-Zahlen ganz bewusst zu übertreiben; die Multis, so Malan, werden dabei von nackter Profitgier getrieben. Solche Verschwörungstheorien sind in Südafrika weit verbreitet, und die Menschen haben gute Gründe, stets das Schlimmste zu befürchten. Denn hier hat in den Apartheid-Jahren »Doctor Death« sein Unwesen getrieben, der Kardiologe Wouter Basson, dessen Forscherteam einst im Auftrag des Burenregimes Erreger züchtete, um die schwarze Bevölkerung unfruchtbar zu machen oder ganze Townships auszurotten.

Peter Mokaba starb an den Folgen von Aids. Jeder Parteigenosse weiß es, keiner sagt es. Auch Parks Mankahlana, der Sprecher des Präsidialamtes, teilt sein Schicksal. Seine Familie untersagte den Zeitungen, die Wahrheit zu schreiben. *He died of an illness*, hieß die genehmigte Version. R. I. P. – requiescat in pace. Niemand möge schlecht über die Toten reden.

In Südafrika pflegen die Mächtigen eine regelrechte *culture of denial*, eine »Kultur« des Leugnens, und es ist daher nicht verwunderlich, dass draußen, auf dem *platteland*, die wildesten Gerüchte zirkulieren, und manchmal lösen die von der Politik irregeleiteten Menschen das Problem auf ihre Weise. Da ist die Geschichte des jungen Mädchens aus

Bergville, das zu Tode gesteinigt wird, nachdem es sich zu seiner Krankheit bekannt hat. Da ist der greise Sangoma, der Medizinmann, der seiner Kundschaft weismacht, dass er Aids im Bunde mit den Ahnen kurieren könne. Da sind verstörte Pfarrer, welche die Seuche für eine Strafe Gottes halten. Da laufen jede Menge *sugar daddies* herum, ältere, geldige Herren, die felsenfest davon überzeugt sind, der Verkehr mit Jungfrauen werde sie immunisieren. Da ist der zweijährige Säugling, der von einer Männerhorde vergewaltigt wird; auch sie glauben, dieses barbarische Verbrechen schütze sie vor dem Virus. Und überall in der privaten Sphäre dieses gespenstische Schweigen, obwohl es vermutlich keinen Staat gibt, der mehr für öffentliche Aids-Aufklärung ausgibt. »Niemand redet darüber, das werde ich nie kapieren«, bekennt die amerikanische Anthropologin Susanne Leclerc-Madlala, die einen Südafrikaner geheiratet hat. Man spricht hinter vorgehaltener Hand über *this thing*, dieses Ding.

Das Schweigen begegnet uns auch auf allerhöchster Ebene, im Ordinariat des Bischofs, im Ministerbüro, im Umfeld des Präsidenten. Nehmen wir den Tag im Oktober 2001, an dem eine Fragestunde zum Thema HIV/Aids im südafrikanischen Parlament zu Kapstadt angesetzt ist. Thabo Mbeki, der Regierungschef, soll die Maßnahmen seines Kabinetts erläutern. Aber er antwortet nicht auf die Fragen der Abgeordneten. Er liest einen vorbereiteten Text ab, monoton, unbeirrbar, mit einem Schuss jener Arroganz, die die Macht verleiht. Der Präsident bezweifelt die hohe Infektionsrate in Südafrika und präsentiert veraltete Statistiken der Weltgesundheitsorganisation. Die ausländischen Beobachter auf der Pressetribüne schütteln den Kopf. Wie kann der Präsident des Landes mit der weltweit höchsten

Zahl von Infizierten – damals bereits 4,7 Millionen Menschen! – die Lage bagatellisieren? Was treibt ihn dazu, den kausalen Zusammenhang von HIV und Aids zu bestreiten? Was will er mit der Aussage bezwecken, er kenne keinen einzigen Südafrikaner, der an Aids gestorben sei?

Die Kommentatoren haben simple Erklärungen zur Hand. Mbeki verhalte sich typisch afrikanisch – unbelehrbar und borniert. Er sei, wie so viele Politiker auf diesem Kontinent, eben auch ein Anhänger der »Voodoo-Wissenschaft«.

Ist es wirklich so einfach? Um Mbekis Haltung zu begreifen, müssen wir uns noch einmal vor Augen führen, wie die Aids-Pandemie weltweit wahrgenommen wird: als »schwarze« Seuche, die zum Ende des 20. Jahrhunderts aus dem mittelalterlichen Dunkel Afrikas kroch. Hier sprang das Virus vom Tier auf den Menschen über, hier begann seine tödliche Passage um den Globus. Die Auslöser des Unheils waren nach allgemeiner Überzeugung primitive Urwaldmenschen, die Affenfleisch essen. Zum *common sense* gehört ferner, dass die Afrikaner das Virus durch ihr zügelloses Sexualleben verbreiten. Sie »schnackseln« halt gern, sagt die bayerische Plapperfürstin Gloria von Thurn und Taxis – als ob guter Sex etwas Verwerfliches wäre. Recht hat sie, rülpst der Stammtisch. Aber solche Klischees werden auch in gebildeten Ständen gepflegt, sie passen ins präformierte Bild von Afrika, und sie haben in Europa eine lange Tradition. Die Afrikaner sind eine Projektionsfläche für das Wilde, Animalische, Unzivilisierte – »weil ein Schwarzer scheußlich ist«, heißt es schon im Libretto zu Mozarts »Zauberflöte«.

Ein Politiker wie Thabo Mbeki, der die Vision von der *African Renaissance* entworfen hat, die Erneuerung des

Kontinents aus eigener Kraft, muss die immer gleichen Stereotype als tiefe Kränkung empfinden. Als afrikanischer Mann tut er sich ohnehin schwer, über Sexualität zu reden, hinzu kommt die Angst vor rassistischen Vorurteilen der Weißen, die Schwarze, so Mbeki, gerne als »zügellose Sexbiester« sehen, »die ihre Triebe nicht beherrschen können«. Und was soll er dazu sagen, wenn ihm ein weißer Ingenieur per E-Mail mitteilt, dass Aids sich gar nicht schnell genug ausbreiten könne, damit die »Kaffern« endlich verrecken? Mbeki gehört zu einer Generation, die ihr Leben dem Befreiungskampf gegen die Apartheid gewidmet hat, gegen ein System, das dieses perverse Denken kultivierte. Nun, da die Apartheid überwunden wurde, sterben die Befreiten. Man sucht händeringend nach Erklärungen, warum das so ist. Und entdeckt die Hypothesen von David Rasnick oder Peter Duesberg, zwei der so genannten Aids-Dissidenten aus den USA. Sie reden von der »Viruslüge«. Bestreiten, dass HIV sexuell übertragen wird und zu Aids führt. Behaupten, die Armut sei die wahre Ursache des Massensterbens. Die neue südafrikanische Machtelite nimmt derartige Irrlehren gerne auf. Denn durch sie lässt sich die Pandemie auf die elenden Lebensbedingungen zurückführen, welche die Apartheid hinterlassen hat.

In Afrika kursieren die abenteuerlichsten Spekulationen über die Vorgeschichte des Erregers. Er sei im Zuge einer Polio-Impfkampagne im Kongo von weißen Medizinern verbreitet worden, heißt es. Oder: Das Pentagon habe ihn zu militärischen Zwecken entwickelt und an Schwarzen erprobt. Oder: Aids sei ein Ausbund der perversen Kultur des Nordens, eine Schwulenseuche, verbreitet von kalifornischen Männern, die es treiben wie die Hunde. Dieser Unsinn ist übrigens auch jenseits von Afrika weit verbreitet, und zum Beweis wird angeführt, dass das Virus erstmals 1981 im Blut von Homosexuellen isoliert worden sei. Der kleinste gemeinsame Nenner all dieser Verschwörungstheorien lautet: Die tödliche Gefahr kommt von außen, aus jener Welt, die auch die Sklaverei und den Kolonialterror gebracht hat. Die Hölle sind immer die anderen – ein klassischer Abwehrgestus Afrikas.

Die Menschen in den Townships sind auch deshalb so empfänglich für all diese Geschichten, weil selbst die Gesundheitsministerin Manto Tshabalala-Msimang daran glaubt. Sie blockierte jahrelang die Zulassung von antiretroviralen Medikamenten, denn sie hält sie für schädlich bis tödlich. Es bedurfte eines höchstrichterlichen Urteils des Pretoria High Court, das durch das Verfassungsgericht im Juli 2002 bekräftigt wurde, um die Regierung zu einer Kurskorrektur zu zwingen. Tshabalala-Msimang, Ärztin von Beruf, aber bleibt dabei: Man wisse zu wenig über die gefährlichen Nebenwirkungen der Anti-Aids-Cocktails. Abgesehen davon verfüge ihr Land über adäquate Medikamente im Kampf gegen opportunistische Infektionen, die Aids-Patienten befallen. Sie empfahl Naturheilmittel gegen das Immunschwächesyndrom: Knoblauch, Rote Beete, Olivenöl, bevorzugt kaltgepresstes, das ist recht preiswert in den Slums.

Die bornierte Gesundheitsministerin möge doch »Botschafterin der Blondinen« werden, schlug eine bissige Kolumnistin vor und spielte damit auf das auch in Afrika gepflegte Vorurteil an, Blondinen seien nicht die Allerhellsten unter der Sonne. Weil der Präsident aber die Ministerin beschirmt und viele ihrer verschrobenen Ansichten teilt, kann sie weiterhin den größten Blödsinn verzapfen und im Amt bleiben.

Stefan Hippler hatte am Rande der nationalen Aids-Konferenz in Durban Gelegenheit, mit Tshabalala-Msimang persönlich zu sprechen. Der Gedankenaustausch verlief zunächst ganz vernünftig, doch als es um den Einsatz von antiretroviralen Arzneien ging, demonstrierte sie wieder jene Realitätsblindheit, die sie allmählich zu einer internationalen Lachnummer werden ließ. Als Manto Tshabalala-Msimang 2006 bei der Welt-Aids-Konferenz in Toronto eine Rede hielt, wurde sie nur noch ausgebuht.

Unterdessen infizieren sich in Südafrika nach groben Schätzungen zweitausend Personen pro Tag. Und tausend Bürger sterben. Jeden Tag. Die Regierung war auf diese Katastrophe nicht vorbereitet und reagierte viel zu spät. Mamphela Ramphele, die heute Direktorin bei der Weltbank in Washington ist und vorher an der Spitze der University of Cape Town stand, geißelte die staatliche Aids-Politik als »Unverantwortlichkeit, die an Kriminalität grenzt«. In der Kaprepublik kann die Weltfamilie viel lernen: über haarsträubende Fehler und sträfliche Versäumnisse, über das Verdrängen und Leugnen und Kleinreden, über die Tabus und Mythen, über den Aberglauben und die abstrusesten Verschwörungstheorien, über Schuld und Schande und Scham im Schatten einer Tragödie. Auch die katholische Kirche könnte viel lernen. Aber sie tut es nicht. Denn sie ist Mitglied im Kartell des Schweigens und Verdrängens.

Es sollte bis zum Welt-Aids-Tag am 1. Dezember 2006 dauern, ehe die Regierung ihre gemeingefährliche Gesundheitspolitik korrigierte und gemeinsam mit Vertretern der Wirtschaft und der Zivilgesellschaft einen neuen »Strategic Aids Plan« vorlegte. Der Kurswechsel wurde von Phumzile Mlambo-Ngcuka angekündigt; die südafrikanische Vizepräsidentin ist eine allseits anerkannte Schlüsselfigur im Kampf gegen die Pandemie. Erstmals seit dem Untergang der Apartheid nimmt ein hochoffizielles Dokument die dramatische Lage zur Kenntnis: »Der Anstieg der Mortalitätsraten bei Müttern und Kindern gehört zu den verheerendsten Folgen und bedroht massiv die Fähigkeit des Landes, die Millenniums-Entwicklungsziele zu erreichen.« Solche Sätze stehen, wenn man sich noch einmal die Jahre des Leugnens und Bagatellisierens vor Augen hält, für eine wahrhaft kopernikanische Wende in der nationalen Aids-Politik.

Von der Gesundheitsministerin Manto Tshabalala-Msimang ist seit Monaten nichts mehr zu hören. Sie wurde krankgeschrieben und lag im Hospital; ihre Leber sei infolge exzessiven Alkoholkonsums schwer geschädigt, heißt es. Es kam sogar das Gerücht auf, dass sie aidskrank sei. Aber solche Mutmaßungen haben in Südafrika nichts zu bedeuten.

LEBENSSCHUTZ ODER TODESURTEIL?

Die Widersprüche der römisch-katholischen Morallehre

Wie reagiert deine Kirche auf die Pandemie? Was lehrt sie? Welche Maßnahmen empfiehlt sie? Was tut sie? Das sind Fragen, die einem katholischen Priester im Zeitalter von HIV/Aids oft gestellt werden. Theologisch betrachtet steht eine offizielle Leitlinie des Vatikans zu diesem Thema immer noch aus, es gibt keine Antworten auf diese fundamentale Herausforderung. Bis dato wurden lediglich ein paar vorsichtige Schlüsse aus dem Fundus der Lehre abgeleitet, die eine gewaltige Diskrepanz zwischen Theorie und Praxis offenbaren. Sie geben einem Seelsorger nicht das geistige Rüstzeug zur Hand, das er so dringend bräuchte, sondern treiben ihn eher in Gewissensnöte.

Aber der Reihe nach. Wenn es um die Pflege von Aids-Kranken geht, dann gehört die römisch-katholische Kirche zur Avantgarde. Zahlreiche Nonnen und Brüder opfern sich im Dienst an den leidenden Menschen buchstäblich auf. In vielen Entwicklungsländern sind es gerade die kirchlichen Einrichtungen, die die Hauptlast der Pflege tragen, denn die staatlichen Institutionen sind oftmals völlig überfordert von dem Ausmaß und den Folgen der Pandemie. Daheim in Deutschland haben viele Kirchenführer in ihren Stellungnahmen diesen Dienst am Menschen unterstrichen. Mein Heimatbistum Trier hat bereits in den 80er Jahren betont, dass der Beistand für die Leidenden und Sterbenden zu den ureigensten Aufgaben der Kirche gehöre, und dass jede Form der Diskriminierung und Stigmatisierung von HIV-positiven Menschen unchristlich sei. Manche Theologen sprechen unterdessen davon, dass der Leib Christi von Aids befallen ist, und ebnen dadurch einen Weg, die Seuche theologisch zu verarbeiten.

Solchen mutigen Überlegungen stehen die Verstocktheit und Ignoranz vieler Bischöfe und Priester gegenüber; sie sind leider immer noch nicht bereit, das Problem HIV/Aids anzupacken, und manche bestreiten sogar, dass die Krankheit in ihrem Sprengel überhaupt ein Problem darstellt. Die abwehrende Haltung reicht von der frömmlerischen Wahrnehmung, die Aids als Strafe Gottes wertet, bis hin zur Bitte eines Priesters an ein HIV-positives Gemeindemitglied, die Pfarrei zu verlassen. HIV, Aids und der Zusammenhang mit der Sexualität machen den Verantwortlichen in der Kirche Angst. Sie wollen sich diesen Fragen nicht aussetzen, denn dann würden sie sich auf ein moraltheologisches Minenfeld begeben.

Sexualität, so lehrt die katholische Kirche, gehört in die Ehe und nur in die Ehe. Sie darf ausschließlich in der Gemeinschaft von zwei verschiedengeschlechtlichen Partnern, die sich lebenslang treu sind, ausgeübt werden. Alles andere – Homosexualität, vorehelicher Geschlechtsverkehr, wechselnde Partner, One-Night-Stands, Zusammenleben ohne Trauschein, Vielehe – ist Sünde. Innerhalb der Institution Ehe wurde lediglich das Diktum des Kirchenvaters Augustinus, demzufolge jeder sexuelle Akt auf die Zeugung abzielen müsse, abgemildert. In der Frage der künstlichen Empfängnisverhütung gilt uneingeschränkt die Enzyklika *Humanae Vitae* von Papst Paul VI. aus dem Jahre 1968. Im »Vademecum für Beichtväter«, das Papst Johannes Paul II. 1997 in Auftrag gegeben hatte, unterstreicht Kardinal Alfonso Lopez Trujillo, der Präsident des »Päpstlichen Rates für die Familie«, die absolute Gültigkeit dieser Festlegung: »Die Kirche hat stets gelehrt, dass die Empfängnisverhütung, das heißt jeder vorsätzlich unfruchtbar gemachte Akt, eine in sich sündhafte Handlung ist. Diese Lehre ist als definitiv und unabänderlich anzusehen.« Und diese Festlegung ist, das hat auch der Papst als oberster Hüter und Ausleger der kirchlichen Lehre bekräftigt, gottgewollt. Der Wille des Allmächtigen lässt keine Diskussion zu, es gibt folglich auch keine Instanz, die Gläubige dispensieren könnte. Auf diese Weise werden Millionen von Menschen zu Sündern. Denn sie leben wider den vom Vatikan definierten Willen Gottes, und sie müssen – das ist jedenfalls die Schlussfolgerung fundamentalistischer Theologen – die Konsequenzen für ihr gotteslästerliches Verhalten tragen.

Zu den künstlichen Verhütungsmitteln, die für katholische Christen tabu sind, gehört auch das Kondom; es ist bekanntlich das einzige Hilfsmittel, das beim sexuellen Akt den Austausch von Körperflüssigkeiten wirksam verhindern kann. Diese bis heute kontroverse und für viele Menschen fragwürdige Regelung zielt zwar lediglich auf die Weitergabe des Lebens, wirkt sich aber zwangsläufig auf den Schutz vor Ansteckung und Tod aus. 1989 forderte der Moraltheologe Carlo Caffarra – er ist heute Erzbischof von Bologna – die Beendigung aller sexuellen Aktivitäten sogar innerhalb der Ehe, wenn ein Partner HIV-positiv ist. Unsere Kirche blieb jahrelang auf diesem Stand stehen.

Nur einzelne Bischöfe wagten es, den Unterschied von Schutz und Weitergabe des Lebens anzumahnen.

Der belgische Kardinal Godfried Danneels plädiert für den Gebrauch von Präservativen, falls ein Ehegatte infiziert ist. »Sonst kommt zu einer Sünde, nämlich dem Verstoß gegen das sechste Gebot (Du sollst nicht ehebrechen), noch eine andere hinzu, ein Verstoß gegen das fünfte Gebot (Du sollst nicht töten).« In Deutschland hat der katholische Theologieprofessor Johannes Reiter angeregt, das Kondom in bestimmten Fällen als »Katastrophenschutzmittel« zu tolerieren. Aber ins Zentrum des Vatikans sind diese Gedanken noch nicht vorgedrungen. Vielleicht bringt die jüngste Studie über den Gebrauch von Kondomen im Kampf gegen Aids, die Kardinal Javier Lozano Barragán in Auftrag gegeben hat und die unterdessen Papst Benedikt XVI. und der Glaubenskongregation vorliegt, die Wende. Kardinal Barragán ist der »Gesundheitsminister« des Vatikan, er hat vor Jahren schon laut darüber nachgedacht, ob man den innerehelichen Gebrauch des Kondoms im Falle eines infizierten Partners zulassen könne – im Rahmen des Rechts auf Notwehr.

Dennoch: Von der offiziellen Lehre wird bis zum heutigen Tag keinen Millimeter abgewichen, im Gegenteil. Die Königsteiner Erklärung aus dem Jahre 1968, in der die deutschen Bischöfe die Gewissensfreiheit der Ehepartner betonen, läuft Gefahr, zurückgezogen zu werden, um dem päpstlichen Primat nicht im Wege zu stehen. Und man hat eher das Gefühl, dass die Unfehlbarkeit des Papstes immer mehr ausgedehnt wird auf Erklärungen, die er nicht ex cathedra ausgesprochen hat. Das sind jene hochoffiziellen Entscheidungen des Pontifex in Gemeinschaft mit der Kirche und dem Beistand des Heiligen Geistes, die als unfehlbar gelten. Menschen, die, weil sie HIV-positiv sind, ohnehin schon in die Kategorie der Sünder fallen, müssen sich obendrein auch noch damit abfinden, dass ihnen der einzige verfügbare Schutz für ihre Partner abgesprochen wird. Wer Kondome verwendet, fügt einer Sünde eine weitere hinzu. Natürlich gibt es eine Alternative: die Enthaltsamkeit.

Aber lehrt nicht sogar unsere Kirche, dass diese Tugend eine Gnade Gottes ist und nicht für jedermann gedacht ist?

Das ist der große Widerspruch in der Lehre unserer Kirche: Sie ist führend in der Betreuung und Pflege von Aids-Kranken und trägt gleichzeitig zur Diskriminierung dieser Menschen bei. Es wirkt geradezu schizophren, wenn sie zu einem Leben in Fülle aufruft, zur Zuwendung zum Du in Partnerschaft und Ehe, und andererseits infizierten Menschen untersagt, diese Zuwendung auszuleben. Unsere katholische Morallehre stellt den Schutz des Lebens in den Mittelpunkt. Und sie setzt Menschen, die diese Lehre befolgen, dem Risiko aus, sich mit einem tödlichen Virus zu infizieren. Letztendlich liegt die Tragik unserer Kirche in der Weigerung, ihre moraltheologischen Prinzipien mit den Erkenntnissen der Soziologie, Psychologie, Sexualforschung und anderen Humanwissenschaften zu versöhnen. Hinzu kommt nach meiner Ansicht, dass es unserer Kirche an Demut mangelt – an der Demut zu begreifen, dass alles menschliche Erkennen Stückwerk ist, dass niemand die Wahrheit gepachtet hat. Deshalb will sie auch nicht wahrhaben, dass HIV/Aids ein Zeichen der Zeit ist, das nicht nur das Verhalten der einzelnen Menschen in Frage stellt, sondern auch das Verhalten der Kirche in ihrer Gesamtheit. Theologisch gesehen ist für mich das Leiden und Sterben aidskranker Brüder und Schwestern ein Aufschrei Gottes. Die Kirche, der Leib Christi, ist vom Virus infiziert, und es gibt in diesem Leib nur Leidende und Mit-Leidende.

Aber, so könnte man einwenden, ist das Denken und Handeln der römisch-katholischen Kirche in unserer gottfernen Zeit überhaupt noch wichtig? Spielt es im globalen Maßstab eine bedeutende Rolle? Es gibt doch so viele Kirchen, Kongregationen und Glaubensbewegungen, und zahlreiche Menschen haben alle religiösen Traditionen abgeschüttelt und glauben an gar nichts mehr. Dieser Einwand ist schnell zu entkräften. Unsere Kirche hat 1,2 Milliarden Mitglieder. Sie ist die stärkste Religionsgemeinschaft der Welt. Sie kann als größte globale Institution wie keine andere gegen die HIV/Aids-Pandemie kämpfen. Sie könnte es, wenn sie nur wollte.

DIE HOCHZEIT

Was tun, wenn sich der geliebte Partner infiziert hat?

Adoptiert, aber nie wirklich angenommen. Immerzu gespürt, dass die Aufnahme eine gute Tat der Ziehfamilie war. Geheiratet und aufgestiegen in die Mittelklasse. Irgendwann vom Mann verlassen; neue Freundin, neues Glück – für ihn. Nach einem Jahr taucht er wieder auf und steigt ins gemachte Ehebett, als wäre nichts gewesen. Wiederum ein Jahr später ist der Mann tot, offiziell gestorben an Organversagen, in Wahrheit aber an den Folgen von Aids. Ein Test bringt der in all den Jahren treu gebliebenen Frau das befürchtete Resultat: Charmaine ist HIV-positiv. Die Adoptivfamilie kündigt alle Kontakte auf, sie steigt aus der Mittelklasse ab, wird zum Sozialfall, endet bei der Fürsorge. Ein Schicksal, das in Südafrika Tausende und Abertausende von Frauen teilen.

Aber Charmaine hat Glück im Unglück. Sie kommt in ein Behandlungsprogramm des Tygerberg-Krankenhauses. Dort arbeitet sie als Hilfskraft mit, freiwillig und ohne Entgelt. Sie klärt Patienten auf, verrichtet Pflegedienste und hält sich mit Perlenstickereien finanziell über Wasser. Aber sie hat kein geregeltes Einkommen und bleibt auf die Barmherzigkeit anderer Patienten und Mitarbeitern angewiesen, die ihr mit Spenden und Essenspaketen aushelfen.

In dieser Zeit lerne ich Charmaine kennen. Sie hat Kontakt zu HOPE Cape Town aufgenommen und besucht oft unser kleines Büro auf der Ithemba-Station. Mitte November 2005 erhalte ich einen Brief von Charmaine und ihrem neuen Freund Nigel. Sie schreiben: »Wir würden uns freuen, wenn Sie Zeit hätten, uns am 1. Dezember zu trauen. Wir sind beide HIV-positive Patienten des Krankenhauses und beide in Behandlung. Weil uns das Hospital eine so große Unterstützung ist, wollen wir unsere Hochzeit zusammen mit anderen Patienten und dem Krankenhauspersonal feiern. Wir wollen durch diesen Schritt das Stigma brechen, das immer noch HIV-positive Menschen umgibt, und auf diese Weise anderen Infizierten Hoffnung geben.« Ich frage mich, woher Menschen wie sie die Kraft nehmen, nach all ihren bitteren Erfahrungen immer noch zu versuchen, andere zu motivieren.

Die Geschichte von Charmaine ist eine der unzähligen Geschichten von treuen Ehepartnern, die angesteckt werden. Unzählig sind die seelischen Grausamkeiten, die Trennungsschmerzen, die Gefühle des Alleingelassenwerdens. Man könnte dicke Bücher mit diesen Schicksalen füllen. Charmaines Geschichte ist auch ein Lehrstück über die Probleme der mittlerweile weltweit angewandten ABC-Strategie. A für *abstain*, sei enthaltsam; B für *be faithful*, sei treu; C für *condomise*, benutze Kondome. Für die katholische Kirche spielen A und B die entscheidende Rolle, während ich als Priester manchmal den Eindruck habe, dass C aus ihrer Sicht vom Teufel stammt.

Sei treu! Das sagt sich so leicht, und wie oft nicken wir einsichtig und halten Treue für einfach vernünftig. Dabei ist es doch eines der schwierigsten Gebote, weil es nur funktioniert, wenn sich beide Partner wirklich daran halten. Treue allein ist für eine Einzelperson keine Garantie, nicht infiziert zu werden. Ich denke dabei zum Beispiel an Lauraine, eine 21-jährige Farbige. Sie fuhr am 29. Oktober 2001 mit mir zum Tygerberg-Hospital, um an der offiziellen Eröffnungsfeier unseres HIV/Aids-Projektes teilzunehmen. Sie war merkwürdig still im Auto, ganz anders als sonst. Erst hinterher erfuhr ich, warum: Sie kam gerade von ihrem Arzt, der ihr ein niederschmetterndes Testresultat mitgeteilt hatte. Lauraine war ihrem Freund stets treu geblieben, er ihr leider nicht. 21 Jahre alt und HIV-positiv, was für eine Perspektive ...

Sei treu! Bei dieser Empfehlung fällt mir auch Desiree ein, eine junge Mutter, eine Xhosa, die ich auf einem meiner zahlreichen Hausbesuche in der Township traf. Sie war mit ihrem Freund ein paar Jahre zusammen und hat zwei Kinder, Früchte der Liebe, wie man so schön sagt. Bei der Geburt des zweiten Kindes wurde ein Aids-Test gemacht, eine obligatorische Vorsorge, die in Südafrika unterdessen jeder werdenden Mutter angeboten wird. Das Ergebnis – HIV-positiv – schockte Desiree. Wie konnte das nur passieren? In ihrer Verzweiflung wandte sie sich an ihren Freund. Der hatte zwar kein Problem damit, zahlreiche Abenteuer und Seitensprünge zuzugeben, aber einen Test machen? Das kam überhaupt nicht in Frage! Allein die Tatsache, dass seine Lebensgefährtin ihn einer solchen Krankheit verdächtigte, empfand er als Beleidigung. Er zog aus und wohnt nun zwei Hütten nebenan. Es steht zu befürchten, dass sich die immer gleiche traurige Geschichte wiederholen wird: neue Liebe, neues Glück. Und, ziemlich sicher, bald eine neue Infektion.

Sei treu! Vielleicht wird sich seine Partnerin irgendwann auch an eine der zahllosen evangelikalen Kirchengemeinden wenden, die betroffenen Frauen mit Gebetskreisen und Hausbesuchen Beistand leisten. In meiner eigenen Kirche kann ich von dieser Hilfe und Anteilnahme leider nicht so viel erkennen – für viele Mitbrüder existiert das Problem nicht, sie kennen in der Regel keinen »dieser« Menschen. Und wenn sie einen kennen, dann schwingt da immer wieder der Vorwurf »Selber schuld!« mit. Devise: Wenn die Leute sich nur an die Lehren der Kirche hielten, würden all diese Dramen erst gar nicht passieren. Das stimmt. Und dennoch frage ich mich: Woran liegt es, dass das Ideal und die Wirklichkeit so weit auseinanderklaffen?

Ist das ein Webfehler in Gottes Schöpfung? Oder ein Denkfehler des Menschen?

Die Hochzeit von Charmaine und Nigel ist ein bewegendes Fest. Von allen Abteilungen des Krankenhauses kommen Gäste, und die Patienten stehen Spalier. Es herrscht eine freudige, ausgelassene, ja geradezu trotzige Stimmung. Zeitungen, Rundfunk und Fernsehen berichten über dieses außergewöhnliche Ereignis. Die Botschaft ist in allen Berichten die gleiche: Es gibt trotz alledem eine Zukunft mit dem Virus, eine lebbare, gottgewollte Zukunft, und das ist gut so.

WER NICHT ZAHLEN KANN, STIRBT!

Big Pharma und die Aids-Katastrophe in Afrika

Acht Kinderportraits hängen an der Stirnwand des Speisesaals, darunter die Namen: Asive, Sweetness, Siphanathi, Johannes. Lachende, vergnügte Gesichter, Momentaufnahmen aus einem kurzen Leben. Keines der Kinder wurde älter als vier Jahre. Sie starben an den Folgen von Aids. Der nächste Todeskandidat heißt Sikelela: 13 Monate jung, ein Winzling aus Haut und Knochen, in der Nase ein Schlauch zur künstlichen Ernährung. Er kam HIV-positiv zur Welt.

»Sikelela würde weniger leiden und länger leben, wenn er die Medikamente bekäme, die es in Amerika und bei euch in Europa gibt«, sagt die Sozialarbeiterin Francis Herbert. »Aber die sind hier einfach viel zu teuer.« Hier, das ist ein Kinderheim in der schwarzen Township Crossroads, irgendwo in der staubigen Ebene vor Kapstadt. Es heißt *Beautiful Gate*, »Schöne Pforte«, eine Wendung aus der Apostelgeschichte. Ehe die infizierten Kinder da durchgehen, soll ihnen ein bisschen Liebe und Menschenwürde zuteil werden. Sie wurden abgeschoben oder ausgesetzt. Oder einfach zum Müll geworfen wie verdorbenes Fleisch.

Die wunderbare Medizin aus Amerika würde für jedes Heimkind an die 1500 Mark kosten – pro Monat. »Unbezahlbar«, wiederholt Francis Herbert. »Aber vielleicht wird das bald anders. Wir hoffen auf unser Oberstes Gericht.«

Pretoria, High Court

Nicht nur die Mitarbeiter von Beautiful Gate verfolgen gespannt den Prozess in der Hauptstadt. Das Urteil, das es in diesem Frühjahr des Jahres 2001 fällen soll, hat globale Bedeutung. Da stehen sich der reiche Norden und der arme Süden exemplarisch gegenüber, 39 Pharmakonzerne aus den Industriestaaten und, stellvertretend für die Entwicklungsländer, die Regierung Südafrikas. Die einen verteidigen den freien Welthandel und internationalen Patentschutz, um an ihren Erzeugnissen weiterhin kräftig zu verdienen. Die anderen berufen sich auf eine nationale Verfassung, in der das Grundrecht auf Leben verankert ist; sie fordern den verbilligten Zugang zu Arzneimitteln. Zum Beispiel zu antiretroviralen Präparaten, Cocktails gegen Aids, die das Leben mit dem Virus erleichtern und verlängern. Doch gerade dort, wo sie am dringlichsten gebraucht werden, sind sie unerschwinglich. Millionen von armen Menschen auf der Südhalbkugel haben keine Chance, an die »weißen« Luxusmedikamente heranzukommen. Das soll sich in Südafrika ändern, sobald der *Medicines Control Amendment Act No 90* rechtskräftig wird. Dieses Gesetz, signiert vom Alt-Präsidenten Nelson Mandela, ist der *casus belli* – es schafft den legalen Rahmen für radikale Preissenkungen und -kontrollen.

Der Gerichtssaal 2 D ist zum Bersten gefüllt. David gegen Goliath – ein Duell, so recht nach dem Geschmack des Publikums und der versammelten Weltpresse. Goliath, der Kläger: bleiche Herren in dunklen Anzügen, die Advokaten der *Pharmaceutical Manufacturers Association*; dieser

Verband repräsentiert die Niederlassungen der großen Pharmaunternehmen aus Europa und Amerika am Kap: Boehringer-Ingelheim, Merck, Rhone-Poulenc, Hoffmann-La Roche, fast alle Branchenriesen sind vertreten. David, der Beklagte: die Anwälte der Regierung Südafrikas, unterstützt von der *Treatment Action Campaign* (TAC) und anderen Aids-Aktivistengruppen aus aller Welt. Einige ihrer Mitglieder tragen kanariengelbe T-Shirts. Die schwarzen Aufdrucke »HIV-positiv« wirken wie ein kollektives »J'accuse!« – »Ich habe die Logik satt, die da heißt: Wer nicht zahlen kann, stirbt«, schimpft James Orbinski, der Präsident von *Médecins Sans Frontières*. Seine Hilfsorganisation hat die Kampagne gegen die Multis ins Rollen gebracht. Diese rechtfertigen ihre exorbitanten Preise mit hohen Forschungs- und Entwicklungskosten. Man müsse die Spitzenmärkte fokussieren, verrät ein Sprecher des deutsch-französischen Konsortiums Aventis. »Wir haben eine Verpflichtung gegenüber unseren Aktionären.«

Thabo Mbeki nimmt kein Blatt vor den Mund. Der Präsident Südafrikas spricht von den »perversen Praktiken« der Pharmaindustrie. Er muss handeln, sein Land treibt in eine Katastrophe: jeden Tag 1800 bis 2000 neue HIV-Fälle, die höchste Zuwachsrate der Welt. Pretoria will sich durch Parallelimporte aus Schwellenländern des Südens behelfen, die die rettenden Medikamente zu einem Bruchteil des Nord-Preises anbieten. Oder durch Generika, Nachahmerpräparate, die im eigenen Land kostengünstig erzeugt werden. Die Brasilianer haben es vorgemacht: Man zerlege ein Markenprodukt, klaue die patentgeschützte Formel, braue ein Kopie unter neuem Namen zusammen und bringe sie kostenlos unters Volk. Das Resultat: In Brasilien sank die Sterberate bei Aids um 50 Prozent.

Die Pharmaindustrie nennt diese Form der Selbsthilfe Piraterie und beruft sich auf das Trips-Abkommen (*Agreement on Trade-Related Aspects of Intellectual Property Rights*) der Welthandelsorganisation WTO, das internationales Patentrecht und globalen Freihandel verknüpft. Südafrika ignorierte alle Mahnungen – schließlich geht es nicht um Computer-Software oder Musik-Titel, sondern um Menschenleben. Was dann geschah, beschreibt John le Carré in *Der ewige Gärtner,* einem Thriller über die Machenschaften der Branche: »Big Pharma hat das US-Außenministerium gedrängt, den armen Ländern mit Handelssanktionen zu drohen ..., weil sie versuchen, die Agonie von Millionen HIV-positiven Menschen zu erleichtern.« Südafrika landete prompt auf der *watchlist 301* für ökonomische Missetäter; Washington soll sogar überlegt haben, 30 Millionen Dollar Entwicklungshilfe zu stornieren. Doch Pretoria ließ sich weder erpressen noch einschüchtern.

»Die wollen nur ihre Monopolstellung sichern, um weiterhin abzusahnen«, glaubt TAC-Sprecher Zackie Achmat. Auf den Flugblättern, die vor dem Gericht zirkulieren, sind noch härtere Vorwürfe zu lesen. Da wird die hemmungslose Profitgier angeprangert, die Millionen von Menschenleben koste. Sogar das Wort Völkermord ist zu hören.

Hier die Guten, dort die Bösen. Wenn's nur so simpel wäre. Nehmen wir die Regierung Südafrikas. Für sie ist der Prozess ein willkommener PR-Coup, um ihre verworrene Gesundheitspolitik zu kaschieren. Niemand mehr spricht von der skandalösen Weigerung, HIV-infizierte Schwangere mit dem erprobten Anti-Aids-Mittel Nevirapine zu behandeln, um das Ansteckungsrisiko bei Neugeborenen zu senken. Vergessen die grotesken Thesen von Präsident Thabo Mbeki, der den kausalen Zusammenhang von HIV und Aids leugnete. Südafrika wird plötzlich als Vorkämpfer des Südens gefeiert. Nur ein Manko bleibt unverzeihlich: die Rüstungsausgaben. Wenn es darum geht, sie gegen das Gesundheitsbudget aufzurechnen, verwandeln sich sogar Pharmavertreter in Pazifisten.

Guguletu bei Kapstadt, Community Health Centre

Das Gesundheitszentrum: eine rostzernagte Schachtel aus zusammengeschweißten Containern, eng und zugig wie ein Bauschuppen. Das »Wartezimmer« ist überfüllt, dreißig Patientinnen, dicke Mamas mit Wollmützen, rotzverschmierte, hustende Kinder. Das »Sprechzimmer« hat die Geräumigkeit einer Besenkammer. Keine Liege, keine Apparate, an der Wand eine Bildtafel, Stethoskop, Fieberthermometer, Nierenschale, das Allernotwendigste.

Der Nächste bitte! Nomsana H., knapp dreißig Jahre alt, drei Kinder. Der Mann, ein Säufer, ist abgehauen. Keine Arbeit, obdachlos, immerzu nagender Hunger, nachts Panikanfälle, würgende Angst. Und jetzt auch noch Blut im Sputum. »Tuberkulose«, diagnostiziert die einzige Ärztin, »ein Fall von Tausenden.« In der Kapebene werden die höchsten TB-Raten der Welt gemessen. Nomsana weint. Sie will nicht mehr gehen. Wohin auch? Dort draußen, hinter den verschlierten Fensterlöchern des Containers, ist nur Trostlosigkeit: Elendshütten, schlammige Wege, giftige Kloaken, Müllberge, Krankheit, Gewalt. Haupttodesursachen: Mord, Aids, Schwindsucht. In dieser Umwelt wirken sogar die zinnoberroten Hibiskusbüsche traurig.

Nebenan, vor dem Medikamentendepot, warten seit den frühen Morgenstunden weit über hundert Menschen. »Unsere Probleme sind nicht mit Pillen zu lösen«, sagt die Schwester an der Ausgabe. »Wir brauchen eine bessere Gesundheits- und Sexualerziehung, gesündere Ernährung, sauberes Wasser. Wenn sich die Menschen ein Mal am Tag die Hände waschen würden, gingen die Infektionskrankheiten drastisch zurück.« Aber in der Township vertraut man auf die Heilkraft der »weißen« Medizin und nimmt die verfügbaren Arzneimittel so unkontrolliert ein, dass sich allerorten Resistenzen bilden. Dennoch tun die Gesundheitspolitiker am Kap neuerdings so, als könne die Jahrhundertplage Aids medikamentös ausgemerzt werden.

Antiretrovirale Präparate? Die meisten HIV-Infizierten in Guguletu wissen nicht einmal, dass es solche Medikamente überhaupt gibt. Dabei müssten sie nur ein paar Kilometer gehen, zur *Cape Medi Clinic*, wo sich das reiche, weiße Kapstadt behandeln lässt. Oder zum großen Krankenhaus am Fuße des Devil's Peak, dessen Gipfel man von Guguletu aus gut sehen kann.

Observatory, Groote-Schuur-Hospital

Ein kolonialer Krankenpalast, weltberühmt seit der ersten Herzverpflanzung anno 1967, der sich mit jeder Topklinik auf der Nordhalbkugel messen kann: Spezialisten von internationalem Rang, Spitzentechnologie, teuerste Medikamente – nichts, was hier nicht zum Einsatz käme.

Im Transplantationsmuseum kann man den historischen Operationssaal A bestaunen, das blitzende Skalpell des Meisterchirurgen Christiaan Barnard, die imposante Herz-Lungen-Maschine. Der damalige Stand der Technik ist in den Townships noch heute utopisch. »Wir sind die Nummer eins in Südafrika«, betont der Kustode des Museums. Ein Vergleich mit Hospitälern in den schwarzen Vierteln? Da kann er nur indigniert hüsteln. Zwei Welten, ein Land. Sage einer, die Apartheid sei tot.

Zugleich liefert Kapstadt Schulbeispiele für die globale Apartheid im Gesundheitswesen. Die Pharmaindustrie gibt pro Jahr rund 56 Milliarden Mark für Forschungszwecke aus; nur ein Zehntel dieser Summe ist »Armutskrankheiten« wie Malaria gewidmet, an denen 90 Prozent der Erdenbürger leiden. Der Kenntnisstand über die Tuberkulose, an der jährlich drei Millionen Menschen sterben, hat sich seit Jahrzehnten kaum verändert – sie ist aus den Wohlstandsgesellschaften nahezu verschwunden. Bilharziose? Schlafkrankheit? Für das Studium des Haarausfalls wird mehr ausgegeben. Und mit Elixieren gegen Fettsucht oder Hunde-Alzheimer lässt sich besser verdienen als mit Pillen für Habenichtse. 780 Millionen Afrikaner – immerhin 13 Prozent der Erdbevölkerung – kaufen nur ein Prozent der Weltproduktion an Medikamenten. Geht es indes um pharmakologische Feldversuche, sind sie gefragtes Humanmaterial. Die Firma Pfizer aus New York wird gerade beschuldigt, in Nigeria wilde Tests mit an Hirnhautentzündung erkrankten Kindern durchgeführt zu haben.

Kapstadt, Heerengracht

Achtzig Aids-Aktivisten haben sich vor dem US-Konsulat versammelt. Ein Redner der Gewerkschaft geißelt den global entfesselten Kapitalismus, das Freihandelsdiktat der Reichen, die Menschenverachtung der Multis. Auf einem Plakat, im Verbrecherprofil, ist John Kearney zu sehen, der Chef von GlaxoSmithKline: »Gefährlicher als ein Virus.« Die Demonstranten übergeben einen offenen Brief an Präsident George W. Bush. Tenor: Hören Sie auf, armen Ländern mit Sanktionen zu drohen!

Vor dem Treppenaufgang liegen ein Dutzend Frauen und stellen sich tot: gestorben an Aids, Opfer der Pharmabosse. »Wie lange sollen wir noch warten?«, fragt Mandla Nagola, ein Aktivist aus Guguletu. »Was kümmert uns euer geistiges Eigentum, wenn unsere Leute verrecken!«

Der moralische Druck nimmt zu, die Front der Multis beginnt zu bröckeln. Die amerikanische Firma Merck hat angekündigt, den Jahrespreis für seine Anti-Aids-Mittel auf 500 bis 600 Dollar zu senken. Den Konzernen bleibt gar keine andere Wahl, wenn sie im Geschäft bleiben wollen. Denn Konkurrenten wie Cipla aus Indien erobern den Markt mit Raubkopien im Sonderangebot.

Kapstadt, Plenarsitzung des Parlaments

Jüngste Prognose für Südafrika: 10,5 Millionen Aids-Tote bis 2015. Die Opposition ruft Artikel 31 des Trips-Abkommens in Erinnerung; er schützt im Falle eines medizinischen Notstandes vor Sanktionen. Patenthalter können durch Pflichtlizenzierungen sogar gezwungen werden, ihre Rechte zu teilen, die oft erst nach zehn, zwanzig Jahren auslaufen. Staatschef Mbeki lehnt die Notstandsverordnung kategorisch ab – schwarze Südafrikaner hätten lange genug unter dem *state of emergency* des weißen Regimes gelitten. Überdies: Eine derart drastische Maßnahme käme dem gesundheitspolitischen Offenbarungseid gleich.

Die Südafrikaner wollen mehr. Sie bekämpfen im Bunde mit weltweit vernetzten Aktionsgruppen die globale Apartheid im Gesundheitswesen. Ein hehres Ziel, da hält man sich ungern bei Detailfragen auf. Sollen zum Beispiel die Patienten des Groote-Schuur-Krankenhauses, in der Regel wohlhabende weiße Südafrikaner, auch in den Genuss verbilligter Medikamente kommen? Wie würde man einem armen Schwarzen oder Latino in den Ghettos von Los Angeles erklären, dass er die landesüblichen Wucherpreise zu zahlen hat? Und wer könnte angesichts der grassierenden Korruption im Gesundheitssektor ausschließen, dass die Billigware im großen Stil von Afrika nach Europa geschmuggelt wird? Erst neulich wurde der Vizechef der staatlichen TB-Forschungsanstalt wegen millionenschwerer Veruntreuung angeklagt …

Crossroads, Beautiful Gate

»Die Manager müssten nur ein Woche bei uns leben. Dann würden sie umdenken«, sagt die Kinderschwester Judy Malander. Am 16. März 2001 um 12.20 Uhr, ein paar Tage nach unserem Besuch, ist Sikelela gestorben. Bald wird sein Bildchen an der Stirnwand des Speisesaales hängen. Das neunte.

UNBEFLECKT VOM RICHTIGEN LEBEN

Warum unsere guten Absichten oft an den afrikanischen Realitäten scheitern

Wir feiern Gottesdienst im Kolbe-Haus der Universität Kapstadt, es ist der Sonntag, an dem wir Katholiken der Unbefleckten Empfängnis Mariens gedenken. Eine echte Herausforderung, dieses Thema den Studenten nahe zu bringen. Unbefleckte Empfängnis – wie soll das denn überhaupt funktionieren? Was erzählt uns der Pfarrer da? Auch der kleine Workshop nach der Messe wirft viele Fragen auf. Ausgerechnet an diesem Ehrentag der Jungfrau Maria geht es um HIV/Aids und um die Sexualität von jungen Leuten. Im Raum hängt ein Plakat, das mir sofort auffällt. Es trägt das Siegel der Südafrikanischen Bischofskonferenz und wurde in Zusammenarbeit mit dem katholischen Studentenverband entworfen. Darauf ist ein schwarzes Kreuz mit der roten Aids-Schleife zu sehen, und darunter steht: »ABCD Lebensstil-Kampagne: Katholische Jugend antwortet auf den Ruf Christi.«

Das Akronym spielt auf die ABC-Strategie an, die im Kampf gegen HIV/Aids weltweit angewandt wird, aber sehr umstritten ist, weil sie Frauen und Mädchen vernachlässigt. A steht dabei, wie schon erläutert, für sexuelle Enthaltsamkeit (*abstain*), B für Treue (*be faithful*), C für die Benutzung von Kondomen (*condomise*). Der ABCD-Ansatz des Studentenverbandes ist in den ersten beiden Punkten deckungsgleich, schlägt aber in der dritten Empfehlung einen diametral entgegengesetzten Weg ein und fügt eine vierte hinzu. C bedeutet auf dem Plakat nämlich: *change your lifestyle* – ändere deinen Lebensstil. Und D ist eine Warnung: *danger of not living your life to the fullest* – du bist in Gefahr, dein Leben nicht in Fülle leben zu können.

Ganz oben lesen die Studenten also einen Aufruf zur Keuschheit, wobei man sich nicht nur der Lockungen des Eros enthalten soll, sondern auch noch einer Reihe weiterer Versuchungen, deren Auflistung mich einigermaßen erstaunt: Kriminalität, Korruption, Drogenkonsum, Umweltverschmutzung und Vandalismus. Wie man sexuelles und kriminelles Handeln in einem Atemzug nennen kann, bleibt ein Rätsel. Auch die Empfehlung zum Treusein erzeugt einen merkwürdigen Beigeschmack. Da wird der junge Mensch zwar aufgefordert, seinem Körper, seiner Familie, seinen Freunden, seiner Gemeinde treu zu sein, aber die Begriffe Freundin, Lebenspartner, Frau oder Ehemann kommen nicht vor. Schließlich C und D: Ändere deinen Lebensstil, sonst riskierst du, dein Leben nicht in Fülle leben zu können – so wie es geschrieben steht im Evangelium nach Johannes (Joh 10,10). Weil man ein Verbrecher wird. Oder ein Drogensüchtiger. Oder ein Umweltverpester. Weil man sich mit dem HI-Virus anstecken kann.

Ein starkes Stück, das eine katholische Organisation da wieder einmal geliefert hat. Woher wissen wir eigentlich so genau, dass ein HIV-positiver Mensch sein Leben nicht in Fülle leben kann? Ist das nicht eine vermessene Annahme, die unseren Leitgedanken, dass für Gott nichts unmöglich ist, konterkariert?

Gemeinsam gehen wir den Plakattext Punkt für Punkt durch, und ich bitte die Studenten um Kommentare. Die meisten denken bei dieser Gelegenheit zum ersten Mal über den Inhalt des Posters nach. Sie antworten zögerlich und vorsichtig – es ist für sie recht ungewohnt, in einer solchen Runde mit einem Pfarrer offen zu diskutieren; er mag ja ganz nett sein, aber er bleibt ein Repräsentant der Amtskirche. Allmählich lockert sich die Stimmung, und es stellt sich heraus, dass keiner der Studenten die Vermischung von Kriminalität und Sexualität gut findet. Und alle fragen sich, warum eigentlich ein HIV-positiver Mensch nicht erfüllt leben können sollte. Weil diese Leute doch so schnell sterben, meint ein Student. Und weil sie keine Kinder bekommen können, fügt eine seiner Kommilitoninnen hinzu. Fazit: Die Kirche versucht Anleitungen zu geben und stiftet Verwirrung.

Ich habe dieses merkwürdige Plakat zum nächsten Treffen des *Catholic Aids Network* der Erzdiözese Kapstadt mitgenommen und meinem Ärger richtig Luft gemacht. Das löste sogleich eine spannende Debatte aus. Was mögen wohl all die Kinder denken, die HIV-positiv geboren werden und gleich auf eine Stufe mit Straftätern gestellt werden? Was sollen sie davon halten, wenn ihnen ein unbefriedigendes Leben prophezeit wird, weil sie es nicht in Fülle leben können? Unsere Runde beschließt spontan, zwei Briefe zu schreiben. Den ersten adressieren wir an Kardinal Wilfrid Napier, den damaligen Vorsitzenden der Südafrikanischen Bischofskonferenz. Wir wollen von ihm wissen, ob der Inhalt des ABCD-Posters nach dem Konsensprinzip abgesegnet wurde – schließlich ziert es ja das Emblem der Bischofskonferenz. Den zweiten Brief senden wir an den Priester, der im Namen des katholischen Studentenverbandes für den Text verantwortlich zeichnet. Ihn bitten wir darum, den Sinn und Zweck dieser Plakat-Aktion genauer zu erläutern.

Es dauert wochenlang, bis wir Antworten erhalten. Als Erster reagiert der Kardinal. Er erklärt, dass er für dieses Poster nicht verantwortlich sei und es nie so genau gesehen habe. Wie das offizielle Siegel unter den Text geriet, muss also ein unerforschliches Geheimnis bleiben. Am Ende empfiehlt uns Kardinal Napier, die Verfasser direkt zu fragen. Aber das ist so einfach nicht. Der zuständige Geistliche meldet sich nicht, wir unternehmen weitere Anläufe, um von ihm eine Erklärung zu erhalten. Als sie endlich kommt, fällt sie so vage aus, wie wir befürchtet hatten: So richtig verantwortlich ist eigentlich keiner. Und wie die Plakate auf HIV-positive Menschen wirken, darüber hat auch niemand so richtig nachgedacht. Man kann sie nach wie vor von der Webseite des Studentenverbandes herunterladen. Soll ich mich ärgern? Oder damit trösten, dass solche Dinge manchmal eben »gut katholisch« laufen?

Aber angesichts der Tatsache, dass die meisten Aufklärungskampagnen scheitern oder irregeleitet sind, bleiben die Fragen: Wie sollen wir an die Jugendlichen herankommen? Was können wir tun, um das Tempo der Neuinfektionen zu drosseln? Welche Strategie entwickelt die katholische Kirche in Südafrika in den kommenden fünf Jahren? Erst kümmerten wir uns um die Aids-Waisen. Dann eröffneten wir Kliniken und Hospize. Nunmehr konzentrieren wir uns auf die Distribution von Medikamenten. Aber wie geht es weiter? Wir haben keine befriedigende Antwort.

Schauen wir uns noch einmal dieses Plakat genauer an. Es empfiehlt schwarzen Studenten, ihr Gewissen zu entwickeln und ihre Kultur zu leben. Dabei haben wir noch nicht einmal begonnen, über die afrikanische Kultur nachzudenken, und oft wissen wir auch gar nichts über sie. Ich will das an drei Beispielen erläutern.

Unter den Xhosa, einem der dominanten Völker in Südafrika, ist es allgemein üblich, dass sich ein Mann bis zu vier Frauen nimmt. Wenn er seine Kultur lebt, führt er die von uns Christen geforderte Einehe ad absurdum. Er aber hat das Lebensziel, möglichst viele Nachkommen zu zeugen, denn sie sichern nicht nur den Fortbestand seines Clans, sondern sind auch seine Altersversorgung. Dieses Prinzip ist mir durch die Erfahrungen einer Angestellten von HOPE Cape Town verständlicher geworden. Sie war drauf und dran, die Zweitfrau eines Mannes zu werden, und sie trug bereits ein Kind von ihm in ihrem Leib. Doch das Schicksal wollte es, dass der Zukünftige kurz vor der Hochzeit starb. Als ich sie fragte, wie denn ihre Familie mit diesen Umständen zurechtkäme, gab sie mir eine verblüffende Antwort. Das Wichtigste sei, dass sie nun einen Nachkommen habe, erklärte die Frau. Ihre Eltern hatten sich nämlich schon Sorgen gemacht, dass sie in ihrem fortgeschrittenen Alter noch kein Kind habe.

Zweites Beispiel: Sexualität. Wer seine afrikanische Kultur lebt, spricht grundsätzlich nicht darüber. Über Aids wird schon gar nicht geredet. Selbst Nelson Mandela, der unbeugsame Freiheitskämpfer und erste schwarze Präsident Südafrikas, erwähnte dieses Thema stets nur am Rande. Nach seinem Rücktritt sagte er einmal, dass Männer in seiner Position, die nach den überlieferten Werten erzogen wurden, nicht so einfach über Sexualität reden können. Für einen richtigen Afrikaner ist es unabdingbar, dass beim Geschlechtsakt die Körpersäfte fließen, die Verwendung eines Kondoms würde das verhindern. Bei vielen afrikanischen Stämmen ist trockener Sex üblich, die Männer wollen, dass die Vagina der Frau beim Verkehr nicht feucht wird, denn dadurch können sie angeblich die Manneslust mehr genießen. Dieses tradierte Sexualverhalten aber erhöht das HIV-Infektionsrisiko ganz erheblich.

Drittes Beispiel: Krankheit und Heilung. Eine komplexe Kosmologie, das Reich der Götter, Geister und Ahnen, bestimmt noch vielerorts die Vorstellungswelt der Afrikaner. Die Vorfahren haben einen starken Einfluss auf das Alltagsleben, sie schützen und verfluchen, belohnen und bestrafen die Nachgeborenen. Weil auch jede Krankheit ein Zeichen oder ein Ruf der Ahnen ist, fällt sie aus der Eigenverantwortlichkeit der Lebenden heraus. Für die Heilung ist der Sangoma zuständig, der traditionelle Heiler, er hat das geheime Wissen, er kennt die Rituale, um das Siechtum zu überwinden. Seine Patienten fühlen sich geheilt, sobald die äußeren Merkmale der Krankheit verschwinden. Im Zusammenhang mit der asymptomatischen Phase von HIV/Aids, in der die ummittelbaren Folgeerscheinungen der Ansteckung abklingen, hat diese Einstellung fatale Auswirkungen.

Man könnte noch viele Beispiele aufzählen. Ich habe nur drei erwähnt, um zu zeigen, wie unbedacht die Empfehlung ist, die eigene afrikanische Kultur zu leben. Und so wirken viele Ratschläge auf diesem ABCD-Plakat: unbedacht. Man könnte auch sagen: Sie sind unbefleckt von der Wirklichkeit. Denn im wahren Leben geht es um ganz andere Herausforderungen, wenn wir die Seuche nachhaltig bekämpfen wollen. Das Verhältnis der Afrikaner zur Sexualität, zu den Geschlechterrollen, zum Tod, zu den Traditionen muss sich ändern, die afrikanischen Männer müssen sich ändern. Afrika braucht eine mentale Revolution.

KANN ICH NOCH ARBEITEN?

Trotz HIV-Infektion – das Leben geht weiter

Beratungsgespräch. In meinem kleinen Büro haben sich eine 24-jährige Frau, ihre Mutter und die Krankenschwester eingefunden. Es ist heiß und stickig, man kann die angstvolle Spannung mit Händen greifen. Ich wurde gebeten, der jungen Frau ein niederschmetterndes HIV-Testergebnis mitzuteilen und ihr dabei zu helfen, das Resultat zu verstehen und zu verarbeiten. Die junge Frau schaut mich aus großen Augen an und folgt scheinbar teilnahmslos meinen Ausführungen. Die Mutter hält den Kopf gesenkt, niemand soll ihre Tränen sehen. Am Ende will die junge Frau nur eines wissen: »Kann ich morgen wieder zur Arbeit gehen?« Welch eine banale Frage angesichts dieser persönlichen Katastrophe, könnte man denken. Aber das ist eine der häufigsten Fragen, die mir bei solchen Beratungsgesprächen gestellt werden, und es wundert mich nicht.

Es kann nämlich sehr lange dauern, bis die Krankheit ausbricht; in Südafrika liegen meist vier bis acht Jahre zwischen der Infektion und dem Vollbild Aids. Das ist eine unvorstellbar lange Zeit, so unvorstellbar, dass sie für Menschen, die in Armut leben, keine Bedeutung mehr hat. Für sie zählt das Hier und Heute und vielleicht noch der Tag danach. Sie fragen sich: Wird meine Familie morgen genug zu essen haben? Die Perspektive ist kurz, das Leben vergeht schnell in einem Land wie Südafrika, wo die höchsten Vergewaltigungsraten der Welt gemessen werden, wo Mord und Totschlag an der Tagesordnung sind und rund vierzig Prozent der Bevölkerung keine Arbeit haben.

Wer arm ist, plant nicht Jahre voraus, es geht jeden Tag ums nackte Überleben. Wer arm ist, denkt nicht darüber nach, welche Folgen sexuelle Vergnügungen haben können, er will wenigstens das bisschen Lust und Freude genießen, das ihm der triste Alltag gönnt. Wer arm ist, muss möglichst viele Kinder in die Welt setzen, um im Alter abgesichert zu sein. Die Menschen verschwenden keine Zeit mit moralischen Überlegungen. Sie folgen den Weisungen ihrer *traditional leaders*, der Häuptlinge, Dorfältesten oder Medizinmänner. Wen das Virus erwischt, weil ihn die Traditionen nicht schützen konnten, der schweigt und leidet still vor sich hin. Er gibt sich selbst die Schuld, er stigmatisiert sich und schließt den Teufelskreis der Ausgrenzung.

Der Tod gehört zum Leben, sagen wir Christen im aufgeklärten Westen und tun doch alles, um ihn zu verdrängen. In Afrika ist das nicht so einfach wie in unserer Wohlstandswelt, denn der Tod ist allgegenwärtig, Tag für Tag. Die durchschnittliche Lebenserwartung ist in manchen Ländern auf weit unter 40 Jahre gesunken, die Kindersterblichkeit ist extrem hoch, und der Seuchentod holt Millionen von Menschenleben. In Südafrika sterben jeden Tag rund tausend Menschen an den Folgen von Aids, das wirtschaftlich aktive Alterssegment der 15- bis 49-Jährigen trifft es besonders hart. Diese »Banalität des Sterbens« ist für Menschen aus dem behüteten und verdrängenden Norden immer wieder schockierend.

Einmal musste ich in ein Kapstädter Leichenschauhaus, um einen verunglückten Touristen nach der Obduktion noch einmal zu identifizieren, weil erst dann die Leiche freigegeben wird. Im Warteraum hielten sich schwarze Familien auf, ungeduldige Kinder tobten durch die Gänge; sie wollten ihre Lieben noch einmal sehen. Man kommt schnell ins Gespräch und hört die fürchterlichsten Geschichten über Mord und Totschlag. Irgendwann riefen ein paar Kinder aufgeregt nach der Mutter, weil der Onkel »fertig« war zum Anschauen. Braune Papiertüten wechselten den Besitzer, die Angehörigen nahmen die letzten Habseligkeiten in Empfang, zwischendurch kamen Bestatter, die »ihre« Leichen suchten.

Die lärmenden Kinder, die stillen Tränen und leeren Blicke, der Drang, die Unglücksgeschichten zu erzählen – an diesem Ort erfuhr ich wieder einmal, was Lebens- und Todesnähe in meiner neuen Heimat bedeuten. Die tägliche Konfrontation mit dem Ende, die flächendeckende Seuche, der ständige Kampf ums Überleben in einer Welt ohne Absicherungen, das sind ganz andere existenzielle Bedrohungen als im fernen Europa. In dieser Welt bewirken westliche Aufklärungsmethoden nicht viel.

Ich finde es manchmal gruselig, wenn ich unsere Hilfswerke nach dem Leitsatz »Jetzt zeigen wir den Schwarzen mal, wie man's macht« in diesem Umfeld agieren sehe. Es ist der typische Hochmut der Helfer, der irgendwann durch die Realität korrigiert wird. Die Helfer müssen lernen, mit der Ignoranz und Gleichgültigkeit der Armut umzugehen. Sie müssen ernüchternde Erfahrungen machen, zum Beispiel wenn Spendengelder verschwinden.

Wenn ich an meine flotten Sprüche als jugendlicher Dritte-Welt-Aktivist in Deutschland zurückdenke, kommt mir manchmal das Grausen. Wir retten die Menschheit! So einfach, so klar war die Sache damals. Heute weiß ich, dass mich nur das eigene Erleben, Erfahren und Mitleiden befähigt, als Botschafter der Menschen im Süden aufzutreten. Man muss am Ort des Geschehens sein, es reicht nicht aus, wie die Vertreter vieler Hilfsorganisationen ab und zu mal in die Armutsregionen der Welt zu jetten, um Projekte zu evaluieren. Ich bin davon überzeugt, dass wir als Kirche eine viel sinnvollere Arbeit leisten könnten, wenn wir diesen humanitären Luftlandezirkus gründlich überdenken würden. Aber das ist eine andere Geschichte …

Für die Arbeit mit HIV und Aids gilt: Nur am Ort des Geschehens können wir begreifen, wie weit der reiche Norden und der arme Süden voneinander entfernt sind. Nur so können wir Brücken bauen und zu einer wahren Partnerschaft finden.

GESUNDHEITSKRIEGER AUS EUROPA

Antiretrovirale Aids-Medikamente sind unverzichtbar. Aber sie sind keine Allheilmittel

Das Kerlchen war nur noch Haut und Knochen, als es in die Obhut von HOPE Cape Town kam. Es war gerade zwei Jahre alt und HIV-positiv. Die Eltern hatten wenig Hoffnung, dass es wieder gesund werden würde. Ein paar Monate später durften sie darüber staunen, welche Wirkung antiretrovirale Medikamente entfalten können. Ihr todkranker Sohn hatte sich in ein lebhaftes Kleinkind verwandelt, das quietschvergnügt herumkrabbelte wie alle Kleinkinder dieser Welt. Sie fassten wieder Mut und Zuversicht.

Am dritten Geburtstag des kleinen Jungen standen wir an seinem Grab, Eltern, Verwandte und meine Wenigkeit. Was war passiert?

Die starken Medikamente wirkten zunächst heilsam auf den Körper des Kindes. Aber irgendwann kam der Abend, an dem es kollabierte. Für den Krankentransport zum Hospital fehlte den Eltern das Geld, also machten sie sich zu Fuß auf den Weg. Nach stundenlangem Marsch trafen sie mit einem leblosen Bündel im Krankenhaus von Tygerberg ein. Zu spät. Kurze Zeit später starb das Kind, und keiner weiß genau, warum. Die Ärzte vermuten, dass sich sein Blut durch das Aids-Medikament AZT übersäuert hatte. Das kann bei Kindern passieren, wenn nicht rechtzeitig interveniert wird. Aber es musste bei der Mutmaßung der Ärzte bleiben, eine Autopsie war viel zu teuer.

Wir erzählen das Schicksal dieses Jungen, weil es den Blick auf einen vernachlässigten Aspekt der HIV/Aids-Problematik lenkt. Alle Medikamente, die das Leben von HIV-positiven Patienten erleichtern und verlängern, sind eigentlich für Erwachsene entwickelt worden. Bislang kennt jedenfalls kein Medizinforscher die spezifischen Wirkungen dieser Arzneimittel auf Säuglinge und Kleinkinder so genau. In Südafrika werden alljährlich Millionen von Rand in die Erforschung dieses Phänomens gesteckt, das Geld kommt hauptsächlich von Sponsoren aus den USA, und wenn man boshaft wäre, könnte man sagen, die Kaprepublik sei ein Pharmalabor, in dem getestet wird, wie Medikamente für Erwachsene bei Minderjährigen wirken.

Diese Forschungspraxis wirft ernsthafte ethische Fragen auf. Wann soll die Behandlung der Kinder beginnen? Ist es sinnvoll, Säuglinge, die ein paar Monate alt sind, diesen chemischen Keulen auszusetzen? Welche Folgen hat es, wenn sich, wie so häufig in den Townships der Armen, niemand so recht um das Kind kümmert? Es existiert bislang kein einziges kirchliches Dokument, das sich mit diesen ethischen Fragen auseinandersetzen würde. Das Schönreden der Wirkung von antiretroviralen Medikamenten hilft nicht weiter, und solange es keine effektiven Strukturen gibt, um ihre geregelte Einnahme zu kontrollieren, werden wir scheitern.

Dennoch halten die meisten Fachleute unerschütterlich an einer pharmakologischen Lösung fest – es ist eine Obsession der modernen Medizin. Sie erklärt der Seuche den Krieg und schickt ihre *Aids warriors* in die Schlacht gegen die Killerviren. Aber ihre Waffen – Cocktails und Kondome – bleiben oft stumpf. Vielen Menschen leuchtet der Sinn und Zweck der Vorbeugung nicht ein. Westliche Hygienelehren bleiben ihnen fremd. Sie schlucken die Medikamente mit verseuchtem Wasser. Sie erbrechen die Mittel, weil sie ihr unterernährter Körper nicht verträgt. Sie nehmen sie unregelmäßig oder falsch ein, weil sie in zerrütteten Verhältnissen leben; es ist niemand da, der sie anleiten und ihre Therapietreue kontrollieren könnte. Manche Patienten verkaufen die teuren Arzneien, um ihre Not zu lindern.

Die »Gesundheitskrieger« können bestenfalls die Auswirkungen der Pandemie abschwächen, vor ihren Ursachen – der Massenarmut, dem Unwissen, den sexuellen Machtverhältnissen – aber müssen sie kapitulieren. Wenn sie merken, dass Aids nicht nur ein medizinisches, sondern auch ein ökonomisches, soziales und kulturelles Problem ist, dann sind sie in Afrika angekommen. Aber was hätten sie für eine Wahl? Sie setzen weiterhin so bedingungslos auf antiretrovirale Medikamente, als wären sie das Allheilmittel.

Unser Projekt HOPE Cape Town gehörte zu den ersten Organisationen im Western Cape, die virushemmende Tabletten ausgaben – und zu den ersten, die vor deren unsachgemäßer Anwendung warnten. Denn durch die planlose Einnahme können gefährliche Resistenzen entstehen. Wenn unsere Patienten zu ihren Heimatdörfern in die Transkei fahren, stapeln sich bei uns die antiretroviralen Medikamente. Diese Arzneien müssen aber jeden Tag zur gleichen Zeit geschluckt werden, lebenslang, sie wirken nur im strengen Regiment nachhaltig.

Leider sitzen auch Vertreter der *Treatment Action Campaign* (TAC), der einflussreichsten Aids-Aktivisten-Organisation Südafrikas, oft dem Irrtum auf, antiretrovirale Medikamente (ARV) seien optimale Mehrzweckwaffen – als ob die Seuche besiegt wäre, wenn alle Patienten sie einnehmen würden. Aber nicht alle Personen, die HIV-positiv sind, brauchen Behandlung. Und nur wenn eine Therapie konsequent durchgeführt wird, hat sie Erfolg. In vielen Regionen Südafrikas fehlt es aber an den Voraussetzungen für einen fachgerechten Einsatz der Medizin. Es mangelt an Krankenstationen, Ausrüstung und qualifiziertem Personal. Es ist also recht fragwürdig, wenn durch wohlfeile Parolen – »*Treatment for all* – Behandlung für alle!« – den Menschen Hoffnungen gemacht werden, die nicht erfüllt werden können.

Unterdessen belegen Studien, dass die Sterblichkeit von ARV-Patienten, die in einem sozial zerrütteten Umfeld leben, höher ist als bei jenen, die das Glück hatten, in stabile Verhältnisse hineingeboren worden zu sein. Dies zeigt: Medikamente allein sind nicht die Rettung, die Armut, die miserable Infrastruktur, die sozialen Umstände haben einen entscheidenden Einfluss auf die medizinische Behandlung.

All diese Erkenntnisse lehren uns: Wir müssen die Epidemie holistisch angehen, das heißt mit einem ganzheitlichen Ansatz. In diesem Feld sind wir besonders als Kirche gefordert; die HIV/Aids-Problematik ist im Geiste unserer Grundsätze, Gerechtigkeit und Frieden zu fördern und die Schöpfung zu bewahren, hochaktuell. Sie bilden den Bezugsrahmen für die Art und Weise, wie wir mit dieser Katastrophe umgehen. Wir, die katholische Kirche mit 1,2 Milliarden Gläubigen, sind ein *global player*, ein globaler Akteur mit gewaltigem Einfluss. Wir sind moralisch verpflichtet, das Antlitz der Erde zu verändern und das Thema HIV/Aids konstruktiv zu besetzen. Dieses weltweite Engagement beginnt bei den jüngsten Opfern, bei dem kleinen hilflosen Kerlchen, von dessen Schicksal ich am Anfang dieses Kapitels erzählt habe.

DER EINSAME HIRTE IM VATIKAN

Die katholische Morallehre im Spannungsfeld von Glaube und Wissenschaft

E-Mail-Lektüre morgens im Pfarrbüro, der alltägliche Blick in den *Newsletter* von Radio Vatikan. Ich bin mir nicht sicher, ob diese Informationen für ein breiteres Publikum gedacht sind, und würde mir wünschen, dass sie kürzer und knapper, vor allem aber verständlicher wären. Nehmen wir zum Beispiel die erste Meldung des heutigen Tages über ein Treffen von Papst Benedikt XVI. mit Theologen und versuchen, Schritt für Schritt daraus schlau zu werden.

Da heißt es am Anfang: *Die Offenbarung Christi sei das fundamentale normative Prinzip für die Theologie. Diese wiederum müsse immer in der Kirche und für die Kirche in Treue zur apostolischen Tradition ausgeführt werden …* Die Offenbarung Christi, also die Heilsbotschaft des auferstandenen Jesus, ist Grundlage der Theologie – und sie ist immer so zu verstehen, wie es die offizielle Kirche vorgibt.

Weiter im Text: *Die Arbeit des Theologen muss in Gemeinschaft mit dem lebendigen Lehramt der Kirche und unter seiner Autorität geschehen. Die Theologie als eine Privatangelegenheit des Theologen anzusehen, bedeutet, diese Natur falsch zu verstehen. Nur im Inneren der kirchlichen Gemeinschaft, in Gemeinschaft mit den legitimen Hirten der Kirche, hat die theologische*

Arbeit einen Sinn, die natürlich wissenschaftliche Kompetenz erfordert, aber auch – und nicht weniger! – den Geist des Glaubens und die Demut dessen, der weiß, dass der lebendige und wahre Gott, das Objekt seiner Reflexion, alle menschlichen Fähigkeiten unendlich übersteigt.

Man könnte das boshaft deuten: Nur wenn beim Forschen das herauskommt, was die Kirche lehrt, dann ist es richtig. Aber das ist sicherlich nicht so gemeint. Diese Textpassage will uns nur sagen: Glaube und Wissenschaft bedingen und befruchten sich gegenseitig. Richtig, denke ich, die Autorität des kirchlichen Lehramtes muss sein. Theologie ist keine Privatangelegenheit, d'accord. Aber sie muss sich immer auch bewegen im Spannungsfeld dessen, was wir von der Offenbarung bisher verstanden haben oder zu verstehen glauben, und dem, was noch von ihr zu lernen ist. Der Papst hat Recht, der lebendige und wahre Gott übersteigt alle menschlichen Fähigkeiten, aber das gilt eben für die Fähigkeiten aller Menschen – Theologen inklusive. Und so ist es auch mit dem *Geist des Glaubens und der Demut,* von dem diese Meldung aus dem Vatikan spricht: Demut gilt nicht nur für die Theologen und Bibelexegeten gegenüber dem Lehramt, sondern auch umgekehrt. Sie gilt auch für den höchsten Hüter des Lehramtes, für den Pontifex maximus.

Die Theologie ist eine Wissenschaft, nur in der Freiheit des Geistes kann geforscht werden. Nur in der Freiheit der herrlichen Kinder Gottes können wir dem Geheimnis des Allmächtigen, dem Ursprung und Ziel allen Lebens, näher kommen und verstehen, was die unbedingte Liebe Gottes für uns Menschen bedeutet. Aber ist es nicht gerade diese Freiheit, vor der viele Vertreter des Lehramtes Angst haben – weil sie mehr nach weltlicher Anarchie riecht als nach der göttlichen Ordnung? Könnte es sein, dass diese Angst aus dem Verantwortungsdruck geboren wird und so besehen durchaus ehrenhaft ist, aber dass sie zugleich das Leben in unserer Kirche oft so schwer macht und uns viel zu langsam vorankommen lässt in immer schnelllebigeren Tagen?

Die Kirche muss bedächtig sein und sich für Entscheidungen Zeit lassen, keine Frage. Aber dies darf nie auf Kosten der Menschen gehen. Die Kirche muss auch konservativ sein, um der Menschen willen und nicht aus der Furcht heraus, dem Unmoralischen Tür und Tor zu öffnen. Beim Lesen von kirchlichen Verlautbarungen frage ich mich oft, wo das Gottvertrauen derer bleibt, die es am stärksten haben sollten. Wo ist ihre Sehnsucht nach dem Wirken des Geistes Gottes, jenes Geistes, der weht, wo er will, und nicht, wohin wir ihn beordern?

Der Papst hat sicherlich solche Bedenken geahnt, denn er fährt in seiner zitierten Ansprache fort: *Hier könnte man nun einwenden: Ist denn eine so definierte Theologie noch Wissenschaft und in Übereinstimmung mit unserer Vernunft? Ja! Rationalität, Wissenschaftlichkeit und Denken in der Gemeinschaft der Kirche schließen sich nicht nur nicht aus, sondern gehen miteinander her. Der Heilige Geist führt die Kirche in die Fülle der Wahrheit ein, die Kirche steht im Dienst der Wahrheit, und ihre Führung ist Erziehung zur Wahrheit.*

Stimmt, Theologie und Vernunft schließen sich nicht aus – aber warum, so frage ich mich, schließt die offizielle Lehre immer wieder die Wissenschaft aus? Warum hat unsere Kirche nicht den Mut, Fragen des Naturrechts, der Moral, des menschlichen Verhaltens an den neuesten wissenschaftlichen Erkenntnissen zu messen und die Antworten gemeinsam fortzuentwickeln? Warum erkennen wir als Kirche nicht unumwunden an, dass auch die Theologie historisch bedingt ist, dass auch sie sich mit den Zeitläuften entwickelt, verändert, angepasst, korrigiert hat? Manche Weichenstellungen sind viel jüngeren Datums, als landläufig angenommen wird. Das Dogma der Unfehlbarkeit des Papstes ist zum Beispiel kein Urgesetz unserer Kirche; es wurde erst 1870 verkündet, beim Ersten Vatikanischen Konzil. Als die moderne Demokratie aufkeimte und das erwachende Bürgertum für Menschenrechte und Religionsfreiheit kämpfte, war das für die Mehrzahl der Kirchenfürsten noch ein Werk des Teufels. Heute ist die Demokratie eine Errungenschaft, die die Kirche vehement verteidigt.

Wenn ich über solche Fragen nachdenke und mir dabei die verheerende Aids-Pandemie vor Augen halte, kommt mir immer wieder das widersprüchliche Erbe von Papst Paul VI. in den Sinn. Dieser große Kirchenführer und Denker erließ im Jahre 1968 die bahnbrechende Enzyklika *Humanae Vitae* über die rechte Ordnung der Weitergabe des menschlichen Lebens; besonders deren erster Teil zeugt von seinem wunderbaren und tiefen Geist. Im zweiten Teil aber vergibt Paul VI. eine historische Chance – er schließt das Fenster, das sein Vorgänger Johannes XXIII. geöffnet hatte. Es gibt wohl in der gesamten moraltheologischen Geschichte der Neuzeit keine größere Tragik als jene, die in der einsamen Entscheidung Papst Pauls VI. lag: Ungeachtet der Empfehlung seines Beratergremiums, wider die Erkenntnisse der Wissenschaft und gegen die *vox populi*, die Stimme des Volkes, entschied er sich gegen künstliche Formen der Empfängnisverhütung.

Über die Gewissensqualen von Papst Paul VI., über sein Leiden an dieser Enzyklika, können wir nur mutmaßen.

Und auch über seine Ängste, die aus der Verantwortungspflicht resultierten, den großen Tanker namens katholische Kirche auf Kurs zu halten. Wenn ich über diesen einsamen alten Mann im Vatikan nachdenke, fühle ich mit ihm. Ich fühle aber auch mit den Millionen von Gläubigen, die an seiner Entscheidung schier verzweifelten. Ein Riss ging damals durch unsere Kirche. Sie hat sich seither unablässig bemüht, ihn zu kitten.

Aber wenn wir Theologen ganz still in unserem Kämmerlein grübeln, dann müssen wir zugeben: Der Riss ist nicht so einfach zu verdecken, wir haben viel an Glaubwürdigkeit eingebüßt. Und wir büßen noch mehr Glaubwürdigkeit ein, wenn wir versuchen, das Verbot von künstlichen Mitteln zur Eindämmung von Aids wissenschaftlich zu untermauern. Wenn wir das tödliche HI-Virus noch winziger machen, als er in Wirklichkeit ist, um belegen zu können, dass er durch die Poren eines Kondoms schlüpft. Der kolumbianische Kurienkardinal Alfonso López Trujillo, der dies zu bedenken gab, hat damit der Kirche keinen guten Dienst erwiesen. Denn pseudowissenschaftliche Argumente helfen nicht weiter, vielmehr muss die Debatte über die besten Strategien gegen die Pandemie offen und furchtlos geführt werden.

Die Angst, Entscheidungen eines päpstlichen Vorgängers in Frage zu stellen, kann lähmen. Denn damit ist ja auch das Prinzip der Unfehlbarkeit berührt, und dieses kann einen freimütigen Umgang mit aktuellen Problemen stark behindern oder gar unmöglich machen. Es ist die Angst, dass das gesamte Moralsystem der Kirche ins Rutschen kommen könnte, dass man zu viel preisgibt von der festgefügten Lehre, dass man letztlich an Macht und Einfluss verliert. Beim jetzigen Papst ist es sicherlich auch die

Angst, dass der allgegenwärtige Relativismus der Moderne die letzten Bastionen der christlichen Moral durchlöchert. Angst ist jedoch ein schlechter Ratgeber. Ein freier Umgang mit den Erkenntnissen der Wissenschaft, die nach christlicher Auffassung die Größe Gottes offenbart, würde nicht nur der Kirche, sondern auch vielen Menschen das Leben leichter – und vielleicht auch gottgefälliger machen. Deshalb wünsche ich mir mehr Furchtlosigkeit im Kampf gegen die Seuche.

DER LETZTE GEBURTSTAG

Der Tod des kleinen Fareed – ein alltäglicher Skandal in Afrika

Fareed ist abgemagert und atmet schwer. Er wiegt für einen zehnjährigen Jungen viel zu wenig, und seine Augen wirken viel zu groß. Und trotzdem: Fareed ist eines der glücklichen Kinder. Er hat es geschafft, in ein Hospital zu kommen, auf die Ithemba-Station des Kinderkrankenhauses zu Tygerberg bei Kapstadt. Ithemba, das heißt Hoffnung. Seit Tagen sitzt Fareeds Schwester an seinem Bett. Sie hält seine Hand, hilft beim Umbetten, tröstet ihn.

Als ich Fareed zum ersten Mal begegne, haben ihn freiwillige Helfer gerade mit Gesichtsfarbe verschönert. Seine großen, tief eingesunkenen Augen schauen mich ruhig und bestimmt an. Fareed hat einen sehnlichen Wunsch: Er möchte gerne eine Geburtstagsparty feiern; er hat erlebt, wie die Mitarbeiter von HOPE Cape Town für eine kleine Patientin im Nachbarzimmer ein solches Fest organisierten. Mit Kuchen und Kerzen und Geschenken und allem, was dazugehört. Das wünscht er sich auch.

Da ist nur ein Problem: Fareed wird seinen nächsten Geburtstag nicht mehr erleben. Sein Tod ist nur noch eine Frage von Tagen.

Wir beschließen, seinen letzten Wunsch dennoch zu erfüllen. Wir backen Kuchen, kaufen Geschenke, schmücken das Krankenzimmer. Und feiern zwei Tage später seinen elften Geburtstag. Weil Fareed nicht mehr aufstehen kann, haben sich alle Kinder um sein Bett versammelt, auf dem Beistelltisch steht der Geburtstagskuchen mit brennenden Kerzen. Wir helfen ihm, die Geschenke auszupacken, selbst dafür ist er schon zu schwach. Unser gemeinsames »Happy Birthday« klingt eher wie der Gesang des sterbenden Schwans. Nur mühsam kann ich meine Tränen zurückhalten, den anderen geht es ebenso. Es ist eine gruselig-heitere Feier, die ich mein Leben lang nicht vergessen werde. Aber der kleine Fareed ist glücklich. Mehrmals huscht ein Lächeln über sein Gesicht, zu mehr Freude reichen seine schwindenden Kräfte nicht mehr. Eine Woche später ist Fareed tot.

Die schönen Erinnerungen bleiben, aber auch die Wut und der Zorn darüber, dass dieses Kind sterben musste, weil die Aids-Medikamente, die sein Leiden erleichtert und sein Leben verlängert hätten, damals noch nicht erschwinglich waren. Es war ein unnötiger, ein sinnloser Tod. Und doch ist es genau dieser Tod, der mir immer wieder Kraft gibt, wenn ich verzweifle, wenn ich kurz vor dem Aufgeben bin, wenn die schiere Größe des Elends mich zu überwältigen droht. Fareed, ein flüchtiger Bekannter in meinem Leben – er hat sich mit einer geradezu schmerzlichen Intensität in mein Herz eingebrannt. Wenn mich Zweifel befallen, denke ich an ihn. Dann weiß ich wieder, warum ich mich engagiere. Für Fareed und die vielen aidskranken Kinder und Jugendlichen, die ich habe sterben sehen, manche still und ruhig, manche weinend und schmerzgeschunden. Jedes Kind, jeder Jugendliche – ein Todesschrei des gekreuzigten Jesus in unserer Zeit.

WER RICHTET, WIRD GERICHTET WERDEN

Schuld und Unschuld sind nutzlose Kategorien in der Aids-Debatte

Es ist wieder einer dieser Vorträge, die man so schnell nicht vergisst. Prof. Marc Cotton, Mitglied im Leitungsteam von HOPE Cape Town, hält ihn vor dem Personal des City Park Hospitals in Kapstadt. Es ist sieben Uhr morgens, die Zuhörer reiben sich noch den Schlaf aus den Augen. Der Referent erörtert allgemeine sozialmedizinische Fragen zum Thema HIV/Aids. In der Fülle der Zahlen und Fakten wäre die sonderbare Geschichte mit den 14 Kindern beinahe untergegangen. Prof. Cotton berichtet beiläufig, dass alle diese jungen Patienten HIV-positiv und ihre Eltern HIV-negativ sind. Die Kinder kommen aus verschiedenen Gemeinden, aber sie haben eines gemeinsam: Sie sind längere Zeit in stationärer Behandlung gewesen. Die Schlussfolgerung lässt Prof. Cotton unausgesprochen im Raum stehen, jeder Zuhörer kann sie selber ziehen.

Diese Geschichte widerlegt das gängige Vorurteil, dass Ansteckungen stets auf sexuelle Kontakte zurückzuführen sind – ein Vorurteil, das auch in unseren kirchlichen Kreisen weit verbreitet ist. Auch wir stellen uns, wenn wir einen infizierten Menschen kennenlernen, ganz automatisch die Frage, wie er in diese Lage gekommen ist. Unsere Sprache ist da sehr verräterisch. Reden wir nämlich über betroffene

Kinder, fügen wir das Wort »unschuldig« hinzu. Das Mitleid fällt uns viel leichter. Geht es hingegen um Erwachsene, schwingt stets die Schuldfrage mit. Wir sprechen es nicht aus, aber wir denken es.

Es lässt sich nicht bestreiten, dass HI-Viren überwiegend bei sexuellen Aktivitäten übertragen werden. Aber es gibt eben auch eine Reihe anderer Infektionsmöglichkeiten, durch Bluttransfusionen zum Beispiel oder durch Übertragung bei der Geburt. Der Fall der 14 Kinder sollte uns lehren, dass wir mit unseren Annahmen vorsichtiger sein und unsere Phantasie zügeln sollten. Ein Bibelwort kann uns dabei helfen: »Richtet nicht, damit auch ihr nicht gerichtet werdet« (Mt 7,1). Es darf in unserer Wahrnehmung keine Rolle spielen, wie, wo und warum sich jemand infiziert hat. Allein die Geschwisterlichkeit sollte uns leiten, das Mitleiden im wirklichen Sinne des Wortes. Denn in den Spekulationen über den Hergang der Ansteckung nistet der Keim der Stigmatisierung.

Wenn Jesus im Evangelium nach Matthäus vom Jüngsten Gericht spricht, stellt er diejenigen auf die Seite der Geretteten, die Kranke und Gefangene besucht, Nackte bekleidet und Hungrige gespeist haben. Von ihrer Vorgeschichte, von den Ursachen ihrer betrüblichen Lage spricht Christus nicht. Er verurteilt niemanden. Und genauso sollten wir es halten. Alle HIV-positiven Menschen verdienen unseren uneingeschränkten Beistand – so wie die 14 Kinder, von denen Prof. Marc Cotton in seinem Vortrag erzählt hat.

SAFARI IN SAMBIA

Die Geschichte des HIV-positiven Kindermädchens Vuyie – ein modernes Märchen aus Südafrika

Der Reporter fährt hinaus in die Townships, besucht eine Klinik, schaut sich die medizinischen Fazilitäten an, steht an Krankenbetten, spricht mit Patienten, Angehörigen, Schwestern, Ärzten. Dann kehrt er zurück an seinen Schreibtisch, um seinen Bericht zu verfassen. Die Geschichten, die er gehört hat, das Leiden, das er gesehen hat – all das hat ihn aufgewühlt. Aber jetzt ist HIV/Aids wieder so weit von ihm entfernt wie sein Büro in der wohlhabenden City der Weißen von den Slums der Schwarzen. Das ist der Alltag eines Korrespondenten in Südafrika. Er pendelt zwischen den Welten und versucht, seinen Lesern in Europa ein möglichst realitätsnahes Bild von den verheerenden Auswirkungen der Pandemie zu vermitteln.

Aber heute, an diesem glühend heißen Tag in der letzten Novemberwoche 2004, ist alles ganz anders. Weihnachten steht vor der Tür, und ich will wie jedes Jahr Geschenke hinaus in die Township bringen. Es sind Spielsachen, an denen unser Sohn Leo das Interesse verloren hat oder die leicht lädiert sind, Matchbox-Autos mit verbogener Achse, ausgebleichte Bauklötze, ein Plastikroboter von Kentucky Fried Chicken, dem die Antennen abgefallen sind. Und dieses wunderschöne weiße Schaukelpferd mit echtem

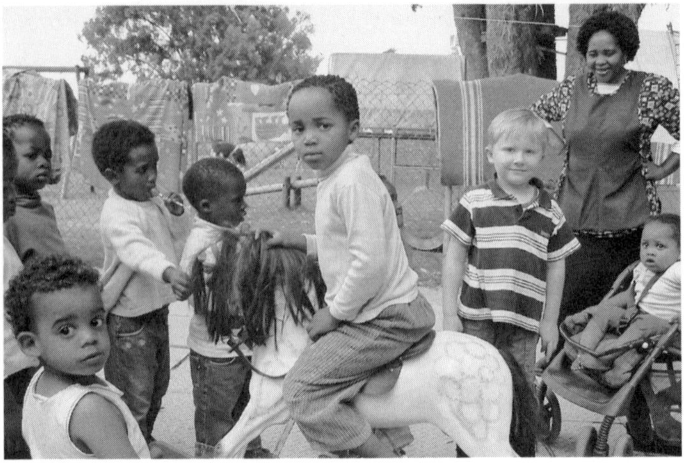

Leo Grill übergibt sein »Mädchenpferd« an die Aids-Waisen von ›Beautiful Gate‹ in der Township Crossroads

Rosshaar, das Leo neulich bei einer Tombola im Kindergarten gewonnen hat. Aber es hat ihn nie so recht begeistert, er nannte es ein »Mädchenpferd«, und nun will er es den Kindern vom Waisenheim *Beautiful Gate* in der Township Crossroads schenken. Diese Kinder haben nur ganz wenige Spielsachen, und weiße Kinder wie er haben viel zu viele. Und so ein großes hübsches Schaukelpferd, das wäre eine Sensation für sie. Leo will es höchstpersönlich übergeben, und hier beginnt das Problem.

Wir, die Eltern, stellen uns nämlich eine Frage, die wir uns noch nie gestellt haben: Wie groß ist das Infektionsrisiko, wenn Leo mit HIV-positiven Altersgenossen spielt? Soll der vierjährige Sohn nicht doch lieber zu Hause bleiben? Oder sind wir übervorsichtig? Spukt auch in unseren Köpfen ein Rückstand jener Mythen und so genannten *ur-*

ban legends herum, die wir in Afrika immer wieder hören? Manche Leute glauben, dass man sich schon beim Händeschütteln anstecken könne. Oder durch die nasse Aussprache eines Gesprächspartners. Oder beim Sitzen auf einer Klobrille. Oder durch die Berührung einer Türklinke.

Wir wissen natürlich, dass das alles Humbug ist. Aber wenn sich Leo beim Herumtoben auf dem Klettergerüst eine Schramme holt, wenn er aus einer unscheinbaren Wunde blutet und herumbalgt mit Spielkameraden, die offene Ausschläge haben? Oder wenn ihn an Tuberkulose erkrankte Kinder anhusten? Wir sind verunsichert. Zwar wissen wir viel über HIV/Aids, aber wissen wir genug? Ein unheimliches Gefühl beschleicht uns, aber wir wollen es uns nicht eingestehen – es ist eine Art »Restangst« vor HIV/Aids.

Aber wir haben sie dann doch überwunden. Schließlich waren wir schon öfter mit Kollegen und Freunden bei den Kindern von *Beautiful Gate*. Wir haben mit ihnen gespielt und sie auf dem Arm getragen. Also los, das Schaukelpferd eingepackt und hinaus nach Crossroads! Es wurde ein fröhlicher Nachmittag, die Kinder waren entzückt vom Schaukelpferd, und Leo, der bei der Übergabe noch ziemlich schüchtern wirkte, flitzte bald mit ihnen durch den Garten. Und heute können wir über die Bedenken, die wir damals hatten, nur noch lächeln.

Dann aber kam die Geschichte mit den Selanders, mit Laura, der Unternehmerin aus Dänemark, und Toby, dem Fotografen aus Schweden, und ihrem Sohn Silas. Und wieder fragten wir uns, ob wir so couragiert gehandelt hätten, wie sie gehandelt haben. Die Geschichte begann damit, dass sich ihr Kindermädchen Vuyie (sie will nur mit dem Vornamen erwähnt werden) seit längerer Zeit ziemlich

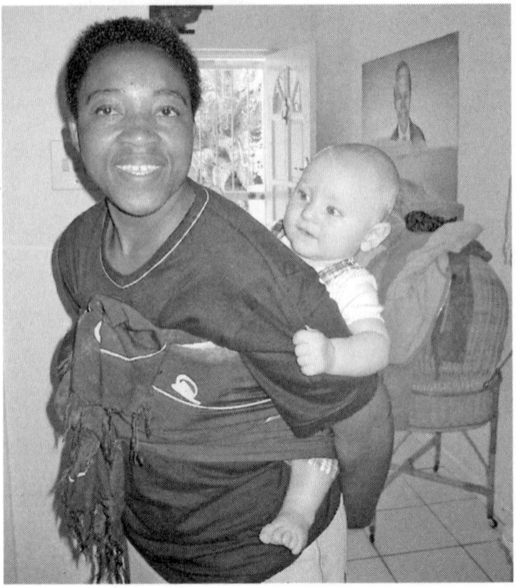

Das HIV-positive Kindermädchen Vuyie mit Silas

krank fühlte. Als sie kaum noch arbeitsfähig war, schickten die Selanders sie zu ihrem Hausarzt. Der untersuchte Vuyie gründlich und äußerte einen besorgniserregenden Anfangsverdacht. Nach einer wiederholten Blutprobe rief er Toby an und teilte ihm mit, dass Vuyie HIV-positiv sei. Toby schaute während des Telefonats aus dem Fenster und sah das Kindermädchen mit seinem Sohn Silas im Garten spielen. Man kann sich vorstellen, welche Ängste ihn schlagartig befielen. Zugleich befremdete es ihn, dass der Hausarzt zuerst ihn informiert hatte und nicht die betroffene Patientin.

Kurz darauf trafen sich alle im Wohnzimmer der Selanders, Vuyie, der Arzt und die Eltern. Vuyie schien zu ahnen, was auf sie zukam, in ihren Augen stand Panik geschrieben, erinnert sich Toby. Sie reagierte schockiert und verzweifelt, als ihr der Doktor die Wahrheit über ihren Zustand mitteilte. Sie schob den kleinen Silas von sich weg – um ihn nicht zu gefährden. Vuyie ging davon aus, dass sie noch an diesem Tag ihren Job verlieren würde.

Ein unendlich langes Wochenende begann. Die Selanders befanden sich im Ausnahmezustand. Wie geht es weiter? Sie sprachen mit medizinischen Experten in Südafrika und riefen Aids-Berater in Schweden an, sie googelten im Internet, berieten sich mit Freunden und diskutierten bis zur inneren Erschöpfung alle Optionen durch. Plötzlich war HIV / Aids nicht mehr eine anonyme Katastrophe, die draußen, in den Elendsvierteln der Schwarzen, wütete. Es war eine Krankheit, die ganz nah war, hautnah. Die eindrang in den innersten Familienkreis und ihr Allerliebstes, ihr bis dahin einziges Kind, bedrohte.

In dieser Phase tauchen hinter allen vermeintlichen Gewissheiten, die man über die Pandemie zu haben glaubt, riesige Fragezeichen auf. Welche Infektionsmöglichkeiten gibt es? Wie groß ist das Ansteckungsrisiko wirklich? Wodurch kann man sich schützen? Gibt es nicht doch außergewöhnliche Umstände, in denen das Virus überspringt? Kann das beim Zähneputzen geschehen? Oder beim Wechseln der Windeln, wenn das Kind wund ist? Oder bei kleinen unbemerkten Hautabschürfungen, die man sich beim Spielen zuzieht?

Es war ein qualvolles Wochenende. Die Liebe zum eigenen Kind lag im Widerstreit mit der Fürsorge für einen Menschen, der sich wie niemand anderer außer ihnen so liebevoll ihres Kindes angenommen hatte. Was tun? Mütter und Väter fühlen sich in solchen Stunden sehr einsam.

Und genauso einsam war an diesem Wochenende Vuyie.

Gequält von Angst, Resignation und abgrundtiefen Zweifeln, saß sie in ihrer engen Wohnung in der Township Langa. Sie klagte sich selber an. Wie war es nur so weit mit ihr gekommen? Wie sollte sie je wieder ein normales Leben führen? Könnte sie es überhaupt verantworten, den kleinen Silas weiterhin zu betreuen? Nein, ausgeschlossen, für sie war die Sache gelaufen, sie fühlte sich zunächst wie alle Menschen, wenn sie eine derart niederschmetternde Mitteilung erhalten: als Todgeweihte. Aber wenn es doch ganz anders käme, wenn ein Wunder geschähe und sie weiterarbeiten könnte? Vuyie ist eine gläubige Frau, in ihr glomm trotz aller Verzweiflung ein winziger Hoffnungsfunke. Sie machte sich Gedanken, wie sie Silas schützen könnte. Sie würde sich Plastikschürzen überziehen und Handschuhe tragen und beim winzigsten Kratzerchen ihre Arbeit bis zur Heilung abbrechen.

Und dann fiel eine Entscheidung, mit der Vuyie niemals gerechnet hatte – und die Selanders auch nicht: Sie beschlossen, ihr Kindermädchen zu behalten. Manchmal wundern sie sich heute noch selber über den Mut, den sie damals aufbrachten. Sie entschieden sogar gegen den dringlichen Rat eines Arztes. Er hielt das Risiko für zu hoch und empfahl, Vuyie fristlos zu entlassen. Ich habe mit meiner Frau Antje oft darüber diskutiert, was wir wohl getan hätten. Unser Leo und eine HIV-positive Nanny? Können wir, wollen wir, dürfen wir das verantworten? Gibt es Grenzen der Mitmenschlichkeit? Wo liegen sie? Ich bin mir nicht sicher, ob wir den Mut der Selanders aufgebracht hätten.

Drei Jahre sind seit ihrem Entschluss vergangen, unterdessen hat Silas ein Brüderchen bekommen, Linus heißt es. Und es ist die normalste Sache der Welt, dass Vuyie die beiden betreut. Sie ist ein fröhlicher und glücklicher Mensch, sie hat eine Aufgabe, die sie ausfüllt, und eine Familie, die sie wie ihre eigene schätzt. »Vuyie bereichert unser Leben«, sagt Toby, »durch sie haben wir eine ganz neue Dimension der Menschlichkeit entdeckt.«

Der fünfte Geburtstag von Silas. Im Garten flattern Papierfähnlein in den dänischen und schwedischen Nationalfarben, die Kinder jagen hinter bunten Luftballons her und feiern eine ausgelassene Party. Mittendrin Silas und Linus und Leo und Vuyie und die ganze Kinderschar. Sie turnen gerade auf Lauras altem Landrover herum und spielen »Safari in Sambia«. Zwischendurch erzählt mir Vuyie, dass sie vor zwei Monaten ihre antiretroviralen Medikamente gewechselt habe. Der Zahl der CD-4-Zellen, also jener weißen Blutkörperchen, die das menschliche Abwehrsystem koordinieren und helfen, Infektionen zu bekämpfen, war auf den lebensbedrohlichen Wert von 35 pro Milliliter Blut abgesunken, jetzt liegt er wieder bei 700. Ganz unbefangen und fachmännisch erzählt sie das. Sie hat gelernt, über HIV/Aids und die Implikationen zu reden, und wendet ein paar strikte Regeln im Umgang mit den beiden Buben an. Aber im Alltag ist ihre Krankheit eigentlich gar kein Thema mehr.

»Weißt du noch, als wir bei Tutu waren?«, fragt sie mich. Wie könnte ich das Treffen mit dem früheren Erzbischof vergessen? Solche Ereignisse gehören zu den Höhepunkten im Leben eines Korrespondenten. Es war letztes Jahr im Herbst, als Toby und ich einen Termin bei Tutu hatten, wir sollten ihn für die *ZEIT* porträtieren. Vuyie hatte davon gehört und fragte, ob sie mitkommen dürfe, es sei ihr Traum, den streitbaren Gottesmann persönlich kennenzulernen. Wir nahmen sie mit, und vermutlich verlief die Begegnung mit Tutu so heiter und entspannt, weil wir eine schwarze Schwester dabeihatten, eine einfache Frau, die ihr schweres Schicksal leichten Herzens trug. Er segnete uns nach dem Gespräch. Und dann machte Toby noch ein Bild, Vuyie und der Erzbischof. Es hängt daheim in Vuyies Elternhaus, in einem Dorf in der Provinz Eastern Cape, und es vergeht kein Tag, an dem nicht Nachbarn und Verwandte vorbeischauen, um es zu bewundern.

Alle sind stolz auf Vuyie, aber das könnte sich schnell ändern, wenn die Leute erfahren würden, dass sie HIV-positiv ist. Nur ihre Eltern wissen es, und ihre Schwester, mit der sie in Langa zusammenwohnt, weiß es auch. Die Furcht vor der Stigmatisierung ist zu groß, in ländlichen Regionen kann die Erkrankung nach wie vor zur Verbannung aus der sozialen Gemeinschaft führen – da schützt auch ein Bild mit dem legendären Freiheitskämpfer Desmond Tutu nicht. Und deswegen legt Vuyie sehr großen Wert darauf, dass diese Geschichte nicht in Südafrika veröffentlicht wird.

Aber jetzt hat sie keine Zeit mehr, das Minitaxi kommt gleich. Sie muss im Hellen heim nach Langa fahren, nach Einbruch der Dunkelheit ist es wegen der vielen Überfälle zu gefährlich. Vuyie umarmt Toby und Laura und küsst das Geburtstagskind. Und der kleine Linus bekommt einen besonders dicken Schmatz auf die Wange gedrückt.

VON HEILIGEN UND SÜNDERN

Milliarden und Abermilliarden für den Krieg – und eine kleine Spende für den Kampf gegen die Seuche

In Bangkok, bei der Welt-Aids-Konferenz im Jahre 2004, fiel mir auf, wie wenige amerikanische Experten gekommen waren, um ihre Forschungsergebnisse vorzustellen. Ich sprach mit einem Delegierten, und er nannte zwei Gründe. Erstens: Die Vertreter des US-Gesundheitsministeriums seien beim letzten Aids-Weltgipfel in Barcelona ausgepfiffen worden. Zweitens: Die Regierung in Washington gebe immer mehr Geld für den Kampf gegen den Terrorismus aus – und kürze die Mittel für die Aids-Forschung. Die Militärmaschinerie im Irak und in Afghanistan, die geheimen Terrorabwehrmissionen, die Militärgefängnisse und Folterzentren, die Verschleppung von Verdächtigen verschlingen gewaltige Summen. Im Februar 2007 schlug Präsident Bush eine Erhöhung des Rüstungsetats auf die astronomische Summe von 700 Milliarden Dollar vor. Man darf sich gar nicht vorstellen, wie man mit diesen Milliarden das Elend, den Hunger und Seuchen wie HIV / Aids bekämpfen könnte. Stattdessen werden sie für den Tod ausgegeben.

Wer arm ist, stirbt früher. Die Mehrheit der Menschen ist arm, und die reichen Länder haben kein wirkliches Interesse daran, dies zu ändern. Am Beispiel von HIV/Aids wird dieser Skandal besonders deutlich. Man verteilt ein paar Almosen, um das eigene Image aufzumöbeln. Als Präsident Bush seinen Aids-Hilfsfonds ankündigte, war die Begeisterung groß, aber schon bald kehrte Ernüchterung ein. Denn viele Zuschüsse werden verwendet, um teure Medikamente *Made in USA* zu kaufen. Projekte, die sie verteilen, müssen strengen moralischen Kriterien genügen – das haben die erzkonservativen und oft auch christlich-fundamentalistischen Unterstützer des Präsidenten verlangt. Die Ausgabe von Kondomen oder die Arbeit mit Prostituierten kommen in den Bush-Programmen nicht vor. Wer unterstützt werden will, muss die Ideologie gleich »mitkaufen«. Viele afrikanische Länder, deren Gesundheitsetats erschöpft sind, können es sich gar nicht leisten, die Angebote der Amerikaner abzulehnen.

Studien haben allerdings ergeben, dass selbst Menschen, die medizinisch behandelt werden, eine geringere Lebenserwartung haben, wenn sie in prekären Verhältnissen leben. Medikamente helfen nur bedingt, wenn jemand arbeitslos ist, in zerrütteten Verhältnissen sein Dasein fristet und keine Perspektive hat. Wir werden die Aids-Pandemie nur besiegen können, wenn wir die menschenverachtende Armut überwinden.

Wer als Frau geboren wird, hat ein höheres Aids-Risiko. Die Mehrzahl der weltweit infizierten Personen sind Frauen. Das hat gewiss auch biologische und medizinische Ursachen, aber die Hauptursache ist die soziale Ungleichheit. Frauen können in den meisten Gesellschaften ihre Sexualität nicht verhandeln, sie sind den Männern untergeordnet und unterlegen. Wirkliche Gleichberechtigung wird durch religiöse Traditionen und überlieferte Rollenmuster verhindert. Südafrika liefert ein typisches Beispiel: Die Frauen sind zwar die tragenden Säulen des Lebens in den Townships, sie erwirtschaften in der Regel das Einkommen, sorgen für die Kinder, bringen das Essen auf den Tisch – aber sie haben in einer ausgeprägten Macho-Gesellschaft nichts zu sagen. Sie können nicht einmal über ihren eigenen Körper bestimmen, die Sexualität wird ihnen aufgezwungen, die Vergewaltigungsrate ist die höchste der Welt. Sie stehen der Aids-Pandemie und ihren Folgen oft hilflos gegenüber.

Wer wenig weiß, erkrankt schneller.

Die Armut lässt der Bildung keine Chancen. Die Menschen sind ausgelastet durch den täglichen Überlebenskampf, viele sind Analphabeten, viele haben nie eine Schule von innen gesehen. Für sie ist Bildung ein unerreichbares Luxusgut. Diesen Mangel nutzen mitunter auch kirchliche Einrichtungen aus: Arme, ungebildete Menschen sind einfacher zu lenken, sie stellen keine Fragen. Und sie wissen wenig bis gar nichts darüber, wie sie sich gegen HIV / Aids schützen können.

Man muss nur einmal mit den Leuten in den Elendsvierteln von Kapstadt reden, mit jungen Erwachsenen, die kaum oder nur sehr schlecht Englisch sprechen, dann begreift man schnell, warum all die schönen Aufklärungskampagnen gescheitert sind. Oft sagen sie, dass sie keinen Rat brauchen, weil es sie gar nicht treffen kann. Das mag einfältig klingen, aber verwenden dieses Argument nicht auch Sextouristen, die fest davon überzeugt sind, dass auch das Virus Urlaub macht?

Nach solchen Begegnungen bin ich oft ratlos, und ich frage mich, welche Rolle meine Kirche spielen kann. Denn sie kann sich nicht darin erschöpfen, die Todkranken zu pflegen oder Medikamente auszugeben und Aufgaben des Staates zu übernehmen. Sie muss vielfältiger, vielschichtiger werden. Meine Kirche muss gründlicher nach den Ursachen der Armut fragen, sie muss viel öfter die Ungleichheit von Männern und Frauen thematisieren und die desaströsen Folgen der traditionellen Normen und Moralvorstellungen. Sie muss die himmelschreiende Ungerechtigkeit klar und unmissverständlich anklagen.

Papst Johannes Paul II. hat ein Zeichen gesetzt, als er den Krieg gegen den Irak verdammt hat. Er hat den Frieden, die Gerechtigkeit und die Bewahrung unserer Schöpfung auf die Tagesordnung gesetzt. Alljährlich werden weltweit 1,2 Billionen Dollar für Rüstung ausgegeben, gleichzeitig sterben Millionen von Menschen, weil die Güter und Chancen dieser Welt so unfair verteilt sind. Wir Christen glauben, dass alle Menschen die gleiche Würde haben und dass sich diese Würde aus der unendlichen Liebe Gottes zu jedem Einzelnen herleiten lässt. Jeder ist gleich wertvoll, jeder hat Begabungen, die gefördert werden sollen, jeder hat ein Anrecht auf Leben, Arbeit, Gesundheit und körperliche Unversehrtheit, kurzum: auf eine menschenwürdige Existenz.

Wir Kirchenleute können und müssen auf diesem Feld als Mahner in der Wüste agieren, die immer wieder die komplizierten Zusammenhänge von Armut, Unterentwicklung und Ungleichheit erklären. Wir müssen ehrliche Vermittler sein, die auch ihre eigenen Verstrickungen erkennen und benennen. Denn gerade im Bereich von HIV / Aids sind wir Katholiken selbst ein Teil des Problems. Theologisch gesprochen heißt das, dass der Leib Christi, dass die Kirche selber infiziert ist mit HIV / Aids! Nur wenn wir diese Krankheit als unsere Krankheit ansehen, nur wenn die Schreie der Leidenden unsere Schreie sind, dann begreifen wir die Gemeinschaft der Heiligen und Sünder wahrhaftig. Nur dann sind wir unserer Aufgabe als kritische Vermittler gewachsen. Und nur dann können wir mit gutem Beispiel vorangehen.

MASSENMORD DURCH GLEICHGÜLTIGKEIT

Die Weltfamilie macht sich durch ihr halbherziges Handeln mitschuldig

Stephen Lewis war bis 2006 der Sonderbeauftragte des UN-Generalsekretärs für HIV/Aids in Afrika. Der kanadische Diplomat gehört zu den radikalsten Vorkämpfern gegen die Pandemie. Im Oktober 2003 sprachen wir im Hauptquartier der Vereinten Nationen in New York mit ihm.

Ihre regelmäßigen Bestandsaufnahmen aus Afrika sind niederschmetternd.

Die Gesamtlage bricht einem das Herz. Manchmal lähmt mich der Zorn. Ich bin wütend auf die Regierungen, die mehr hätten tun können. Manchmal bin ich der Verzweiflung nahe. Ich war auf diese Allgegenwart des Todes nicht vorbereitet. Man fährt im Sommer hin und trifft wunderbare Menschen, die mit HIV/Aids leben. Man fährt im Winter wieder hin, und die Hälfte von ihnen ist tot. Einfach so (Lewis schnippt mit Daumen und Mittelfinger). Aber man gibt nicht auf, man kämpft weiter. Ich möchte den Durchbruch im Kampf gegen die Seuche noch erleben.

Aber die Vereinten Nationen haben für diesen Kampf immer noch zu wenig Geld.

UNAids hat voriges Jahr rund 4,3 Milliarden Dollar für Maßnahmen gegen HIV / Aids ausgegeben. Für Krieg und Wiederaufbau im Irak und Afghanistan werden wir bis zum Ende dieses Jahres 200 Milliarden Dollar ausgegeben haben. Wir spenden also winzige Beträge, um Menschen am Leben zu halten, und gewaltige Beträge für Krieg und Zerstörung. Die Historiker werden einst auf unsere Epoche zurückblicken und sich fragen: Was, in Gottes Namen, lief damals falsch?

Die Afrikaner fühlen sich besonders vernachlässigt.

Afrika hat nach dem Ende des Kalten Krieges keine geostrategische Bedeutung mehr, der Westen hat das Interesse an diesem Erdteil verloren. Aber es gab schon immer einen untergründigen Rassismus gegenüber Afrika und den Afrikanern, den natürlich keiner zugeben würde. Die kriminelle Vernachlässigung in den letzten Jahren ist einfach ungeheuerlich. Der Westen muss dafür Sühne leisten.

Aber er tut es nicht …

Deshalb spreche ich von Massenmord durch Gleichgültigkeit. Die reichen Länder sorgen sich nicht genug um die armen Länder, sie nehmen sie zu wenig wahr, sie öffnen ihre Herzen nicht.

Auch in Afrika gibt es Ignoranz. Südafrikas Präsident Thabo Mbeki spielt die Pandemie gerne herunter.

Einige Beobachter glauben, dass Präsident Mbeki ihr wahres Ausmaß noch immer nicht zugeben will. Ich denke, er hat die verheerenden Folgen erkannt – so wie die meisten Länder erkannt haben, wie dumm es ist, die Seuche zu leugnen; sie wissen jetzt, welch furchtbares Leid sie erzeugt, und dass man schnell gegensteuern muss.

Viele Afrikaner glauben, Armut sei die Hauptursache der Pandemie.

Natürlich ist die Armut ein wichtiger Faktor. Aids und Armut funktionieren wie ein Tandem, sie bedingen sich wechselseitig: Aids verursacht Armut, verschlingt das Einkommen, saugt alle Kräfte der Familie auf. Und umgekehrt: Armut verursacht Aids, weil die Menschen anfälliger werden, Frauen zum Beispiel, die gezwungen sind, ihren Körper zu verkaufen.

Die Reichen leben, die Armen sterben?

Die Menschen im reichen Teil der Welt erhalten antiretrovirale Medikamente, die Aids in eine chronische Krankheit verwandeln und sie am Leben halten. Die Menschen im armen Teil der Welt bekommen diese Medikamente nicht, und deswegen sterben sie. Und weil sie nichts zu essen haben, zerstört das Virus ihren Körper noch schneller.

Sind die virushemmenden Medikamente immer noch zu teuer?

Die großen Pharmakonzerne wurden lange Zeit zu Recht kritisiert. Weil sie die Preise für ihre Medikamente so hoch hielten, dass sie sich arme Menschen niemals leisten können, in Afrika, wo die Mehrheit der Menschen mit weniger als einem Dollar pro Tag auskommen muss, schon gleich gar nicht. Das hat sich geändert, seit billigere Generika hergestellt werden dürfen. Aber die Armen können sich die Nachahmepräparate trotzdem nicht leisten. Wir müssen die Medizin kostenlos abgeben. Deshalb lastet jetzt die Verantwortung nicht mehr so sehr auf den Pharmakonzernen, sondern auf den Regierungen Ihres und meines Landes.

Und auf den Kirchen, die oft bremsen.

Die Kirchenführer haben in der Regel noch länger geleugnet als die Politiker. Erst jetzt beginnen sie, offen über die Seuche zu reden. Aber wenn sich Katholiken einmischen, entbrennt oft dieser erbitterte Streit über Kondome.

Viele Priester teilen insgeheim Kondome aus.

Es gibt immer wieder katholische Vordenker, die viel radikaler sind als der Vatikan. Denken wir nur an die Befreiungstheologen in Lateinamerika. Die katholische Kirche tut auch viel Gutes in der praktischen Arbeit, sie pflegt Kranke, sie klärt auf, um die Stigmatisierung der Betroffenen zu überwinden. Wir müssen ihre nützlichen Beiträge würdigen und die destruktiven einfach übersehen. Im Übrigen gibt es viele Gemeinden, die auf die Gebote des Vatikan pfeifen und auf der Graswurzelebene wunderbare Arbeit leisten.

... und hoffen, dass der Papst umdenkt.

Mit Verlaub, der Papst müsste in vielen Fragen umdenken, nicht nur bei den Kondomen, sondern zum Beispiel auch in der Frage der Frauenrechte. Aber ehe dies geschieht, werde ich schon lange unter der Erde sein.

Was halten Sie von der Warnung des US-Geheimdienstes CIA, HIV/Aids sei eines der größten Sicherheitsrisiken unserer Zeit?

Mich hat in meinem ganzen Leben noch keine einzige Position der CIA überzeugt. Ich halte die Bedrohungsszenarios für völlig übertrieben. Sie gehen davon aus, dass infolge des aidsbedingten Zerfalls in Afrika der Extremismus zunehmen und irgendwann zum Terrorismus führen wird. Ich will keineswegs bestreiten, dass es Sicherheitsprobleme in Afrika geben wird, aber sie stehen in keinem Verhältnis zum globalen Terrorismus, zu den Albträumen nach dem 11. September – genau darauf aber will das Sicherheitsargument hinaus. Ich halte von derartigen Implikationen nichts. Und wenn jemand zu mir sagt, wir müssen den Afrikanern helfen, weil wir sie als künftige Handelspartner brauchen, dann sage ich: Dies ist kein zureichender Grund für mich, um Menschen am Leben zu halten.

Wie begründen Sie Ihr Handeln?

Ich habe – vergeben Sie mir die Einfalt! – einen ganz simplen moralischen Grundsatz: Da ist eine gewaltige Zahl von Menschen, die in schwerer Bedrängnis sind. Wir sind verantwortlich für unsere Brüder und Schwestern, wir haben die menschliche Pflicht, denen zu helfen, die auf dieser Welt in Not sind. Es ist mir egal, wo sie leben. Nach diesen

Maximen funktioniert eine zivilisierte Gesellschaft, und so sollten wir den Kampf gegen Aids sehen: Wir helfen großartigen Mitgliedern unserer menschlichen Familie. Ich brauche keine anderen Gründe, das Sicherheitsargument macht mich wahnsinnig.

Was hat sich seit Ihrer ersten Reise als UN-Sondergesandter in Afrika verändert?

Viel, sehr viel. Am Anfang war das große Schweigen. Heute machen die Infizierten ihren Regierungen unmissverständlich klar, dass sie leben wollen und Medikamente brauchen. Ihre Forderungen sind zu einem lauten Chor angeschwollen. Die alten Verhaltensmuster, die Passivität und das Verleugnen, wurden allmählich überwunden. Die meisten Staatschefs reden jetzt mit großem Engagement öffentlich über die Seuche, einige mehr, andere weniger.

Wir können also von Afrika lernen?

Ja, vor allem die Politiker. Sie müssen ihre Stimme erheben. Sie müssen von morgens bis abends die Menschen warnen, aufklären, erziehen.

In einem Land wie Russland, wo sich die Epidemie zurzeit extrem schnell ausbreitet, ist davon nicht viel zu spüren.

Ich hoffe, Russland geht nicht durch die gleichen Irrtümer wie Uganda oder Botswana. Viele Fachleute sind alarmiert, weil die Maßnahmen der russischen Regierung bislang völlig unangemessen sind. Sie macht einen gewaltigen Fehler. Die Seuche breitet sich wie ein Buschfeuer aus, es drohen Einbrüche, die die russische Wirtschaft nicht verkraften wird.

Auch in Indien und China nimmt die Zahl der Infizierten dramatisch zu.

Wenn die Pandemie in Indien und China richtig explodiert, dann wird sie alles in den Schatten stellen, was wir bisher gesehen haben. Bereits heute sind wir Zeugen einer Epidemie, die kein Beispiel in unserer Geschichte hat. Pessimisten verwenden mit Blick auf diese Entwicklung das Wort apokalyptisch. Ich denke, das wird dann der richtige Ausdruck sein.

ERBARMEN GEHT VOR GESETZ!

Wie sich fünf deutsche Weihbischöfe in Südafrika ein Bild von der Pandemie machten

Die geistlichen Herren scheinen sich nicht besonders wohl in ihrer Haut zu fühlen. Sie haben eine lange Reise aus ihren Bistümern in Deutschland hinter sich und befinden sich nun in Mfuleni, einer der trostlosen schwarzen Townships in der Ebene vor Kapstadt. Als sie vorhin durch die Warteräume der Tagesklinik gingen, streckten ihnen die Mütter ihre kranken Kinder entgegen, und die Furcht der hohen Besucher, dass sie sich durch die Berührung der Kleinen etwas holen könnten, war nicht zu übersehen. Nun hören die fünf Bischöfe einen kurzen Einführungsvortrag, der manchen von ihnen ziemlich nervös macht. Denn der Pfarrer, der da vor ihnen steht, nimmt kein Blatt vor den Mund. Er berichtet von klinischen Versuchen mit Mikrobiziden, die Frauen in ihrer Vagina applizieren, um sich vor HI-Viren zu schützen. Er spricht von oralem Sex, mit dem die Jugendlichen das Treuegebot umgehen. Er redet von der afrikanischen Naturmedizin und den traditionellen Heilern, die man im Kampf gegen die Seuche integrieren müsse, und erzählt, dass er selber ein Ehren-*Sangoma* (so heißen die traditionellen afrikanischen Heiler) sei und sich habe beschneiden lassen. Und er referiert ausführlich über ein Schutzmittel, das die meisten Kirchenführer nur widerwillig erwähnen. »Wir zeigen den Menschen, wie man ein Kondom benutzt. Ich könnte es als katholischer Priester nicht verantworten zu sagen: ›Ihr dürft das nicht.‹«

Der katholische Priester ist Stefan Hippler, er stellt gerade sein Hilfsprojekt HOPE Cape Town vor und hat sich für diesen Morgen besonders gründlich auf seine Besucher vorbereitet. Es geschieht schließlich nicht alle Tage, dass sich fünf deutsche Weihbischöfe in ein südafrikanisches Elendsviertel begeben, um sich über HIV/Aids und die verheerenden Folgen der Pandemie zu informieren. Hippler hat die Gottesmänner eingeladen, das gibt ihm die einmalige Gelegenheit, ihnen die dramatische Lage zu veranschaulichen. Er spricht mit schonungsloser Leidenschaft, und die rote Aids-Schleife an seinem Revers wirkt wie das Rangabzeichen eines Offiziers im Feldzug gegen die Seuche. An der Wand hinter Hippler hängt eine Schautafel, auf der die Kondomverteilung durch die örtliche Tagesklinik zwischen Juli 2005 und Juni 2006 akribisch registriert wurde. Auch die Zielvorgabe – 16306 Präservative pro Monat – steht schwarz auf weiß da. »Dennoch sind wir bislang gescheitert«, räumt Hippler ein. »Alle Aufklärungsprogramme haben ihr Ziel verfehlt, die Prävalenz steigt.«

Die Statistiken über Mfuleni belegen das Ausmaß der Krise. Hier leben, zusammengedrängt auf engstem Raum, 85000 Menschen. 60 Prozent haben keine Arbeit, 30 Prozent sind an Tuberkulose erkrankt, 80 Prozent konsumieren regelmäßig Drogen wie Tik und Mandrax oder hochprozentige Alkoholika. Die amtlich festgestellte Vergewaltigungsrate ist extrem hoch, wobei niemand die Dunkelziffer kennt. In einem solchen Umfeld kann sich die Seuche beinahe ungebremst ausbreiten. 30 Prozent der Männer und 45 Prozent der Frauen (in Worten: fünfundvierzig!) tragen das HI-Virus im Körper.

»Ich möchte den Menschen mit gutem Gewissen und kirchlicher Rückendeckung sagen können: ›Ihr dürft euch schützen!‹«, wiederholt Stefan Hippler. »Die Menschen leiden darunter, dass sie von unserer Kirche vorgeschrieben bekommen, was sie zu tun und zu lassen haben … Wir erzeugen Elend. Wir tragen Mitschuld, wenn sich Menschen infizieren.«

Einem deutschsprachigen Bischof aus Queenstown, der die Delegation aus Deutschland begleitet, bereiten die offenen Worte körperliches Unbehagen. Er wippt mit den Beinen, knetet seine Hände, kaut verlegen auf den Lippen. Kein Zweifel, die Sache ist ihm höchstpeinlich. Irgendwann steht er auf und sagt mit zornbebender Stimme: »Was wollen Sie da mit Kondomen anfangen? Das ist doch Unsinn, was Sie da reden!« Kurze Stille. Im Nebenraum hört man einen Säugling wimmern. Es ist, als schwebte ein katholisches Gespenst durch den Raum: die Ketzerei.

Dr. Ludwig Schick, der Erzbischof von Bamberg, der die Delegation anführt, wägt seine Worte mit Bedacht, aber er zielt in die gleiche Richtung wie sein erzürnter Amtsbruder. Man könne die Diskussion doch nicht auf die Kondomfrage reduzieren, mahnt er, das sei nur ein Nebenaspekt. »Kondome können das Problem nicht beheben, sie sind kein Rezept, um die Ausbreitung von Aids zu verhindern. Die eigentlichen Ursachen müssen bekämpft werden, die Armut, die schlechte Bildung, die mangelnde Hygiene, die mangelnde medizinische Versorgung … und auch moralische Fehler.« Die Analyse des Oberhirten mutet geradezu sozialrevolutionär an, aber man kann sich des Eindrucks nicht erwehren, als wolle er damit nur von der leidigen Kondomdebatte ablenken, von diesem Anathema in der katholischen Generallehre.

Ein begleitender Referent wird später hinzufügen, dass in dieser »Angelegenheit« die Afrikaner selber zu entscheiden hätten. »Da sollten, da dürfen wir uns nicht einmischen. Das wäre eine neue Form von Kolonialismus.« Welch' abenteuerliche Ausflüchte man doch erfindet, um sich aus der Verantwortung zu stehlen! Offenbar war dem linientreuen Referenten nicht bekannt, dass sich die südafrikanische Bischofskonferenz schon vor Jahren für eine Lockerung ausgesprochen hat. Die »Message of Hope« vom Juli 2001 erlaubt Eheleuten, sich mit *appropriate means* vor der Ansteckung zu schützen. Gemeint waren angemessene Mittel aus Gummi.

Ein Wintermorgen in der Township, draußen die Armut, die Gewalt, die Hilflosigkeit, hier drinnen das Winden und Sträuben und Ausweichen vor der Wirklichkeit. Da ist sie wieder, diese Urangst, dass Dämme brechen könnten, wenn man die Morallehre liberalisiert. Man könnte es auch das Gorbatschow-Syndrom nennen, nach jenem Mann, der den sowjetischen Kommunismus reformieren wollte und unabsichtlich den Untergang des roten Imperiums eingeleitet hat.

Ach, wären die Katholiken nur so wagemutig wie die Anglikaner, und ihre Oberhirten so couragiert wie Desmond Tutu, der vormalige Erzbischof von Kapstadt, den die Bischöfe noch besuchen wollen. »Arch Tutu«, wie ihn die Leute in einer Verballhornung seines Amtstitels *Archbishop* liebevoll nennen, hat in der prachtvollen neugotischen Kathedrale St. George's schon eine schwarze Madonna aufstellen lassen, als selbst die Christen im Rassenwahn der Apartheid noch in schwarze, braune und weiße ge-

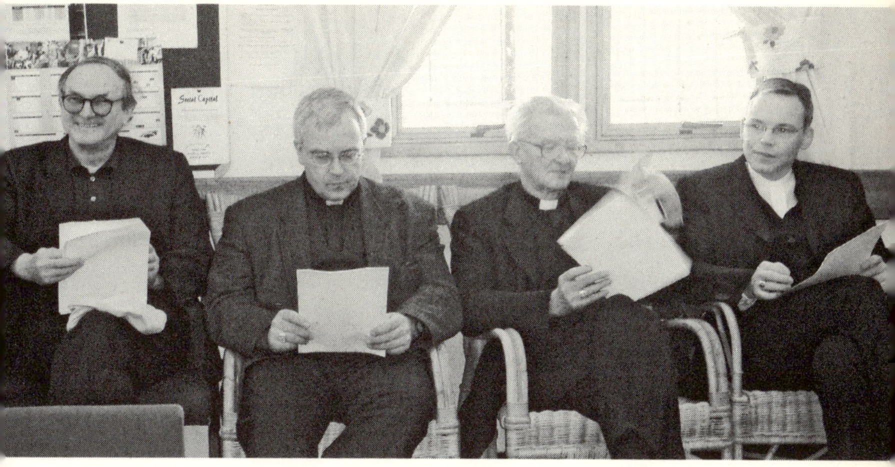

Die deutschen Weihbischöfe zu Besuch in Mfuleni

trennt wurden. Just hinter der Gnadenmutter kann man auf großen bunten Wandbehängen bewundern, wie frühzeitig und entschieden die anglikanische Kirche gegen die Seuche gekämpft hat. Vorne, am Eingang, liegen Broschüren aus, die freimütig über HIV/Aids aufklären. Darin sind sogar von Geschlechtskrankheiten befallene weibliche und männliche Geschlechtsorgane abgebildet. Undenkbar, dass solche lebensechten Illustrationen in einer katholischen Kirche gezeigt werden – es handelt sich in den Augen ihrer Chefideologen um etwas Unanständiges, ja, Schmutziges. Man will sie nicht zeigen. Man will, man kann sie selber nicht anschauen, zu mächtig sind die Verklemmungen. Und so verdrängt man auch das Leiden, das aus diesen Bildern spricht.

Aber zurück nach Mfuleni, zur denkwürdigen Begegnung mit den Bischöfen, die beinahe zu einer Lehrstunde über das selbstverschuldete Dilemma unserer Amtskirche geworden wäre, wenn sich nicht Gerhard Pieschl, der Weihbischof von Limburg, zu Wort gemeldet hätte. Er wird zu den eher konservativen Geistern gerechnet, zeigt aber durchaus Verständnis für das Anliegen Stefan Hipplers. »Erbarmen geht vor Gesetz«, erklärt Pieschl, »und weil das so ist, muss es doch möglich sein, dass unsere Kirche zum Wohle der Menschen differenziert.« Am Ende fügt er zur Erheiterung der Versammelten hinzu: »Komme ich jetzt auf den Scheiterhaufen?«

Als die Besucher später durch die Slums gehen, in die armseligen Hütten schauen und mit ihren Bewohnern sprechen, kommt auch dem Trierer Bischof Leo Schwarz ein Satz über die Lippen, der Hoffnung weckt: »Diese Menschen müssen alle Optionen kennen und nach ihrem Gewissen entscheiden.« Er hat sich offenbar den Aufruf von Pfarrer Hippler zu Herzen genommen: »Ich bitte Sie, mehr über all diese Fragen nachzudenken … Wir müssen die Angst überwinden, dass wir das Falsche sagen könnten. Ich kann das aussprechen, weil ich nicht Bischof werden will.«

ROM HÖRT IMMER MIT

Warum der Besuch der deutschen Bischöfe große Irritationen hinterließ

Es läuft immer nach dem gleichen Muster ab: Besucher aus Europa, Politiker, Kirchenleute oder Studenten, kommen nach Südafrika, erleben bei unserem Projekt HOPE Cape Town die Realitäten eines vollkommen anderen Alltags – und sind zutiefst betroffen. Die unmittelbare Begegnung mit den Menschen in den Townships, die sinnliche Anschauung des Elends und der Not, die scheinbare Aussichtslosigkeit hinterlassen tiefe Spuren. Die Rückmeldungen der Besucher, ihre ausführlichen E-Mails und die Ferngespräche, die sie nach Monaten und manchmal sogar nach Jahren noch mit uns führen, zeugen davon, dass sie erstmals mit wirklichen existenziellen Grenzsituationen konfrontiert wurden. Für mich beweisen diese Reaktionen, dass es möglich ist, Brücken zwischen Welten zu schlagen, die nicht weiter voneinander entfernt sein könnten. Das Verständnis für die Situation der Menschen im Süden ist erwacht, die Besucher aus dem Norden ahnen ihre Notlage, und diese Ahnung drückt sich in Bekundungen der Betroffenheit und Solidarität aus.

Nur bei einer Gruppe, die in den vergangenen Jahren hier in Kapstadt war, habe ich diese Reaktion nur sehr schwach gespürt. Es war eine kirchliche Delegation, eine

Abordnung der Deutschen Bischofskonferenz. Das hat mich verwirrt und sehr nachdenklich gestimmt. Ich kann mir nämlich nicht vorstellen, dass diese Bischöfe, Geistlichen und Vertreter von kirchlichen Hilfswerken die Anschauung der Not kalt gelassen hat. Wie verkrustet müsste die Seele sein, wenn einen die Armut in einer Wellblechhütte kaum berührt, wenn man kühl zu seiner Tagesordnung zurückkehrt, nachdem man das traurige Schicksal seines Nächsten erlebt hat? Ist bei den kirchlichen Abgesandten nach all den Jahren, in denen sie immer wieder himmelschreiende Beispiele der Armut, des Unrechts und der Hoffnungslosigkeit gesehen haben, eine Art Gewöhnungs- oder gar Abstumpfungseffekt eingekehrt?

Dieser offizielle Besuch hinterließ jedenfalls große Irritationen bei mir. Ich frage mich: Warum haben diese Würdenträger nur so geschäftsmäßig reagiert, so distanziert, als hätte sie das alles nicht sonderlich betroffen?

Natürlich habe ich zunächst gedacht, dass es an mir selbst lag. Ich mache kein Hehl daraus, dass mein diplomatisches Geschick manchmal begrenzt ist und dass meine Auffassungen nicht immer konform gehen mit kirchlichen Lehrmeinungen. War es das? War ich der falsche Mann am falschen Ort zur falschen Zeit für eine ehrliche und ungeschützte Reflexion? Haben meine kritischen Anmerkungen zur unbefriedigenden Rolle der Ortskirche im Kampf gegen HIV und Aids sowie zu moraltheologischen und ethischen Fragen vielleicht gar das Vertrauen in meine Person erschüttert?

Andererseits ist mir so manches Einzelgespräch mit den Besuchern in Erinnerung geblieben, das mir gezeigt hat, dass hinter der vorsichtigen und emotionslosen Fassade durchaus über Lösungsmöglichkeiten nachgedacht wurde, die nicht unbedingt mit der offiziellen Linie der Kirche übereinstimmen. Zugleich aber gewann ich immer wieder den Eindruck, dass aus Menschen Amtsträger werden, die in einem Korsett stecken und immerzu auf der Hut sein müssen, sich keine Blöße zu geben. Sie müssen immer und überall das Richtige sagen. Sie müssen im Strom mitschwimmen, im zentralistisch geprägten Katholizismus unserer Tage. Denn Rom hört immer mit – und der Heilige Vater vermutlich auch.

Aber verliert ein Bischof, der auf Linie getrimmt ist und jedes seiner Worte sorgsam abwägen muss, nicht einen Teil seiner Empfindsamkeit? Hat er sich während seines Aufstiegs in der Hierarchie nicht zu weit von der wirklichen pastoralen Arbeit entfernt? Ich frage mich manchmal, wie ein hoher Würdenträger das aushält. Oder merkt er den Zwiespalt zwischen Amtsperson und Privatmensch gar nicht mehr? Machen nicht nur Kleider, sondern auch Titel Leute? Andererseits: Es wäre ungerecht, alle über einen Kamm zu scheren, und einen Anspruch auf unfehlbare Kritik erhebe ich schon gar nicht. Die Kirchenhierarchie in ihrer jetzigen Form, die Auswahlkriterien für höhere Ämter, der randvolle Terminkalender von Würdenträgern, ihre Einsamkeit, obwohl sie vielen Menschen begegnen, die Zwänge, die ein geradezu standardisiertes Verhalten vorgeben – all das macht mir Sorgen. Und damit kehre ich wieder zu meiner Eingangsfrage zurück:

Warum hat diese hochrangige Delegation, die im April 2006 unsere Projekte in Kapstadt besuchte, so distanziert reagiert?

Ein Bischof schrieb mir nach seiner Heimkehr, ich hätte die Delegation »in eine schwierige Lage gebracht«. Schwierige Lage? Dabei habe ich doch nur versucht, die ungeschminkte Wahrheit zu sagen, und die soll ja bekanntlich die Menschen frei machen – so steht es jedenfalls schon im Evangelium des Johannes. Nach diesem Brief dachte ich noch einmal gründlich über den Besuch, seine Vorgeschichte und die Folgen nach.

Eben weil die Arbeit im HIV/Aids-Bereich viele moraltheologische und ethische Fragen aufwirft, hatte ich bei der Bischofskonferenz in Bonn die Visite der hohen Würdenträger angeregt; sie sollten sich selbst ein realistisches Bild von der Lage in Südafrika machen. Zu meiner Überraschung sagte sich eine Delegation der Abteilung Weltkirche an, die nach Ostern kommen wollte. Aber natürlich nicht, wie betont wurde, um vornehmlich das Projekt HOPE Cape Town und den Auslandspfarrer am Kap zu besuchen, sondern die südafrikanische Schwesterkirche in Verbindung mit dem Schwerpunkt HIV/Aids. Und wie im wirklichen Leben ging nun eine Art Aufmerksamkeitsverteilungsschlacht los: Wer sollte wann welchen Bischof betreuen dürfen? Welche Projekte werden besucht? Wann kann wer Genaueres zur Reiseplanung sagen? In solchen Fragen geht es bei der Kirche nicht anders zu als bei jedem Unternehmen. Wenn die Chefs kommen, steht alles Kopf. Außerdem werden deutsche Bischöfe in Afrika oft mit dem Euro-Zeichen assoziiert – sie haben maßgeblichen Einfluss auf die Vergabe von Geldern. Es gab noch ein längeres Hin und Her, aber irgendwann stand die Reiseagenda fest.

Die Delegation kam am Ostermontag 2006 in Kapstadt an. Für den darauffolgenden Tag hatte ich den Besuch unserer Projekte im Tygerberg-Hospital und in den Townships geplant. Danach stand noch eine Begegnung mit Desmond Tutu auf dem Programm, und ein Empfang beim deutschen Botschafter sollte den Tag beschließen. Den Rest der Woche sollten die Besucher durch die Diözesen Südafrikas reisen und in ausgewählten Projekten die vielfältigen Anstrengungen im Kampf gegen die Pandemie kennenlernen. Vor dem Heimflug war dann noch eine gemeinsame Reflexion der Reiseerfahrungen am Sitz der südafrikanischen Bischofskonferenz in Pretoria geplant. Sie sollte die *fact finding mission* der Kirchenführer abrunden.

Es war mir eine Ehre, das Besuchsprogramm am ersten Morgen in der Tagesklinik der Township Mfuleni eröffnen zu dürfen, und ich war einigermaßen erstaunt, wie offen die Diskussion über moraltheologische Reizthemen geführt wurde. Aber ich sprach in meinen Ausführungen auch an, dass die Ortskirche nicht immer sehr hilfreich sei, wenn es um Projekte geht, insbesondere dann, wenn diese allzu selbständig ausgeführt werden. Da kann die Ortskirche manchmal eher destruktiv als konstruktiv hineinwirken. Heimlicher Neid, Missgunst, die Angst, Gelder zu verlieren – es gibt viele Gründe, warum das so ist, menschliche Gründe, allzu menschliche …

Und genau dieses Thema, das ich recht freimütig und unbefangen angesprochen hatte, brachte dann die Runde in eine schwierige Lage.

Ich hatte es nämlich gewagt, ein Tabu anzutasten und die behutsamen Umgangsformen von Kirchenvertretern zu verletzen. Ein Regelbruch, der im Kontext des ohnehin sensitiven Themas HIV/Aids besonders brisant anmuten musste. Vielleicht war es genau diese Kombination, die die Besucher überforderte und so reagieren ließ, wie sie reagierten.

Ich habe hinterher alle Verlautbarungen der Delegationsteilnehmer in deutschen Publikationen sowie die Berichte im kirchlichen Umfeld hier in Südafrika aufmerksam nachgelesen. Und ich habe darin die Menschen, denen die Bischöfe auf ihrer Reise begegnet sind, nicht mehr wiedergefunden, ihre armseligen Hütten, ihren Hunger nach Gerechtigkeit, ihre Hoffnung auf den Zuspruch Gottes und die Hilfe der Menschen. Die Not von Millionen von Südafrikanern, von unzähligen Christen, die marginalisiert sind und Tag für Tag zu Hunderten sterben – sie kamen in den Berichten über diese Begegnungsreise zu den südafrikanischen Ortskirchen nur in den Nebensätzen vor. Ihre Hilferufe, ihr Wehklagen, ihre Bedrängnis, aber auch ihr Mut und ihr Durchhaltewillen wurden zu einer abstrakten Größe, zu Randnoten im Gefüge innerkirchlicher Diplomatie.

Ich will es noch deutlicher sagen: Das Presseecho und all die Nachberichte haben mich schockiert. Es hat mir gezeigt, wie institutionelle Strukturen und Spielregeln das Mitleid, die Wahrheitssuche und die guten persönlichen Absichten in ein Korsett zwängen können, in dem die Nöte der Menschen eine nachgeordnete Rolle spielen. Dennoch bin ich davon überzeugt, dass die Bischöfe und Würdenträger nur das Beste für unsere Kirche und die Gläubigen im Sinne haben, und allein aus dieser Überzeugung heraus steht es mir nicht zu, ein Urteil zu fällen. Aber das Wort von der »institutionellen Unzulänglichkeit« oder, theologisch gesprochen, von der »strukturellen Sünde« drängt sich schon auf. Wahrscheinlich bricht die Niederschrift dieses Gedankens wieder ein kirchliches Tabu. Aber weil ich mich selber als Teil dieser Struktur begreife, halte ich diese Regelverletzung für meine priesterliche Pflicht.

FÜRCHTET EUCH NICHT!

Über den kirchlichen Umgang mit der Wahrheit

Wissenschaft und Religion stehen nicht im Widerspruch zueinander, sie ergänzen sich – so höre ich es oft aus dem Vatikan, und Papst Benedikt XVI. betont es immer wieder, besonders nachdrücklich tat er dies in seiner umstrittenen Regensburger Rede im Sommer 2006. Ich bin fest davon überzeugt, dass dieser Grundsatz auch wirklich gilt; in dieser Welt ist Platz für beides, für die Wissenschaft und für den Glauben, sie brauchen einander, um dem Menschen dienen zu können. Genau das will ja auch unsere Kirche: Gott und dem Menschen dienen, so wie es in den Geboten der Gottes- und Nächstenliebe niedergelegt ist. Es gibt keine Liebe zu Gott ohne die Liebe zu den Menschen und umgekehrt, wer die Menschen liebt, liebt auch den Urgrund allen menschlichen Seins: Gott. Das heißt aber auch, dass unsere Kirche den Menschen gemäß ihren Möglichkeiten zum Heil verhelfen muss. Ich bin davon überzeugt, dass dies nur möglich ist, wenn wir dabei nach der Wahrheit streben – ohne Wahrheit kein Dienst der Liebe und in der Liebe.

Bis zu diesem Punkt sind sich vermutlich alle Theologen einig, aber dann fangen die Fragen an: Wer hat die Wahrheit? Wer vertritt sie?

Wir Christen bekennen, dass in Jesus Christus die tiefe

Wahrheit Gottes Fleisch geworden ist. Wir versuchen als Nachfolger Jesu, diese Wahrheit zu verstehen und ihr zu folgen. Weil jede Religion naturgemäß behauptet, die ganze Wahrheit gepachtet zu haben, sollten wir besonders vorsichtig mit ihr umgehen. Denn Gott allein ist die Wahrheit, wir können sie nur erkennen im Rahmen unserer menschlichen Begrenztheiten. Wir sind beschränkt in unserer Erkenntnis. Wir sind immerzu auf dem Weg, diese Wahrheit zu suchen und zu begreifen. Wer sie aber in ihrer Gänze für sich reklamiert und sich dabei auf Gott als letzte Instanz beruft, verbaut sich den Weg zur Wahrheit. Denn Gott will sich immer neu finden lassen, wir haben jeden Tag, den der Herr gibt, die Chance, eine neue Facette unseres Seinsgrundes und unserer Bestimmung zu entdecken. Dazu aber brauchen wir auch die Wissenschaft. Sie versucht ihrerseits nichts anderes, als die Abläufe und Zusammenhänge unserer Welt zu verstehen. Sie will die Schöpfung begreifen, die nach Paulus immer noch in den Wehen liegt und sich ständig fortentwickelt. Wir bekennen als Christen, dass der Geist Gottes weht, wo er will, und wir wissen aus dem Alten Testament (Jes 55,8), dass Gott spricht: »Meine Gedanken sind nicht eure Gedanken / und eure Wege sind nicht meine Wege …«

Die Geschichte unserer Kirche ist voller Irrungen, und wenn wir die vielen Fehler und Fehlbarkeiten unserer Päpste, Kardinäle, Bischöfe, Priester und Theologen betrachten, dann entdecken wir – ja, sprechen wir es ruhig laut aus! – viele Sünden. Und wenn wir alle Leichen in unserem Keller zählen, dann ahnen wir, warum Johannes Paul II. zum Millennium ein Schuldbekenntnis der katholischen Kirche ablegte.

Wir brauchen diese Demut, dieses Eingestehen unseres

eigenen Versagens, dieses Bekenntnis zu unserem menschlichen Unvermögen, um den Wegen des Heiligen Geistes unmittelbar zu folgen. Diese Demut überwindet die Angst, die gerade unsere Kirchenoberen immer wieder befällt, wenn sie sich ihrer Verantwortung bewusst werden. Diese Demut macht die Menschenfreundlichkeit Gottes deutlich, seine bedingungslose Liebe zu uns; sie verleiht der Kirche ein menschliches Antlitz, indem sie sich nicht nur ihrer Verfehlungen vergewissert, sondern auch ihres Großmutes, die Gläubigen ihren Weg innerhalb der Kirche gehen zu lassen. Und diese Demut ist es auch, die den Theologen die Furcht nimmt, Forschung zu betreiben und Debatten zuzulassen, die zu einem tieferen Verständnis der Wahrheit führen.

Das hat nichts mit Relativismus zu tun, ich sehe es genau umgekehrt: Wir relativieren die Wahrheit Gottes, wenn wir die Tür der Erkenntnis verschließen und uns einbilden, schon alles zu wissen. Wir sollten aber Gott nicht kleiner machen, als er wirklich ist, und ihm immer wieder eine neue Gelegenheit geben, uns ein tieferes Verständnis seiner Wahrheit zu schenken.

Damit wende ich mich keineswegs gegen das Lehramt der Kirche, es kann und muss aber zulassen, dass um Wahrheit gerungen wird. Die Offenbarung und die biblischen Texte sind das Fundament dieses Ringens, aber sie müssen sich stets mit den jüngsten Erkenntnissen der Wissenschaft auseinandersetzen, denn auch der geht es, wenngleich ihr Antrieb ein ganz anderer ist, letztendlich um die Wahrheit dieser Welt.

Bei einer Diskussion über ethische Fragen hat mich ein Moraltheologe einmal darauf hingewiesen, dass in den meisten Schriften aus der Zeit der jüngsten Päpste Zitate und Nennungen von Gelehrten fehlen, die neueren Datums sind. Zwar werden die Vorgänger im höchsten Kirchenamt in extenso zitiert, aber es hat mitunter den Anschein, als hätte es nach Augustinus und Thomas von Aquin keine historische Entwicklung in der Theologie, der Amtskirche und den Naturwissenschaften gegeben. Die Frage muss mir mal einer beantworten: Warum gibt es ab dem Mittelalter in bestimmten Bereichen wie der Sexualmoral keine nennenswerten Entwicklungen mehr? Warum werden nur päpstliche Weisungen wiederholt, die Geisteskinder der mittelalterlichen Theologie sind? Ein Pontifex kann natürlich nicht alles selber wissen. Aber wo sind im Vatikan die qualifizierten Berater, die einen kritischen Blick auf seine Verlautbarungen werfen, ehe sie das Licht der Öffentlichkeit erblicken?

Jener Moraltheologe fragte mich nach unserer langen Unterhaltung am Ende irritiert: »Liest du wirklich noch, was aus Rom kommt?« Ja, ich lese es! Und vieles erfüllt mich mit Sorge. Und ich würde der Kirche keinen Dienst erweisen, wenn ich mich nicht sorgte. Das Lesen der vatikanischen Botschaften gehört für mich zur Gewissensbildung. Aber letztendlich muss ich meinem Gewissen folgen.

Die letzte Schrift, die mir arges Bauchweh bereitet hat, ist das Schreiben über die Zulassung von Homosexuellen zur Priesterweihe. Es hätte schlimmer kommen können, das gebe ich zu. Aber trotzdem stoßen mir ein paar Dinge auf, an denen ich meine bis hierher recht theoretischen Erwägungen konkretisieren will. Die Instruktion, die wohl schon seit geraumer Zeit im Vatikan geschlummert hat, spricht von »Geschehnissen«, die sie notwendig gemacht haben. Jeder weiß, dass damit nur die Fälle von Pädophilie gemeint sein können, die unsere Kirche in den vergangenen Jahren erschüttert haben. Doch das Ansinnen, Pädophilie und Homosexualität in einen indirekten Zusammenhang zu stellen, ist nach dem heutigen Erkenntnisstand der Wissenschaft einfach nicht zulässig; es diskreditiert diese Verlautbarung von vorneherein.

Die Verfasser der Instruktion sprechen von einer »homosexuellen Tendenz«. Wie auch immer man zur Homosexualität stehen mag – sie ist mehr als eine Tendenz, und das ist unterdessen auch anerkannter Konsens. Sie ist eine Veranlagung, die nicht gewählt oder gesucht wird. Warum werden also Worte und Umschreibungen gewählt, die den Eindruck erwecken, als ob die Kirche immer noch nicht die Fakten akzeptieren könne?

Natürlich hat die Kirche das Recht, Kriterien für diejenigen festzulegen, die sie in ihren Dienst nimmt; jede Organisation, jede Institution hat dieses Recht, solange sie nicht die allgemeinen Menschenrechte und geltende Gesetze verletzt. Aber die Kirche sollte der Versuchung widerstehen, die Argumente dafür entweder nur Gott unterzuschieben oder aber Begriffe zu benutzen, die Verwirrung und Unfrieden stiften, anstatt Verständnis zu wecken.

Ein Theologieprofessor warnte mich bei der Erörterung dieser Fragen einmal: Vorsicht! Keiner, der es in der Kirche zu etwas bringen will, kann es sich leisten, diese Kritik laut auszusprechen – es würde ihn das Amt kosten. Ich habe keinen theologischen Lehrstuhl inne und auch kein Interesse an einer Kirchenkarriere. Mir geht es zuallererst darum, dass wir Kirchenleute den Menschen dienen. Mehr dienen. Besser dienen. Aber ich will keine Lehrsätze oder Thesen verkünden. Nichts, was ich in diesem Buch darlege, ist in Stein gehauen. Mich bewegen Fragen, Zweifel, das Ringen um Antworten, die Gott, der Kirche und den Menschen gerecht werden.

Ich erlebe hier in Südafrika seit Jahren, wie viel Gutes die Kirche, meine Kirche, die ich liebe und die mir Heimat ist, tun kann. Aber ich erlebe auch, wie die Menschen, welche die herrschende Lehre stigmatisiert, an ihr verzweifeln. Das wird mir gerade im Bereich HIV / Aids Woche für Woche deutlich, und ich wünsche mir als Vertreter dieser Kirche die Kraft, um den Widerspruch zwischen der reinen Lehre und der Not der Menschen auszuhalten – und zu überwinden. Die Menschen, mit denen ich in den Aids-Waisenhäusern und Kliniken arbeite, sind meine Brüder und Schwestern, ich erlebe die Begegnungen mit ihnen als Begegnungen mit dem Auferstandenen: Was ihr dem geringsten meiner Brüder angetan habt, das habt ihr mir angetan (Mt 25,40). Und ich versuche, nach einem ursprünglichen Kirchenprinzip zu handeln: *vox populi, vox dei*: Des Volkes Stimme ist Gottes Stimme.

Die alltäglichen Begegnungen, das den menschlichen Nöten Ausgesetzt-Sein, unterscheidet die meisten Priester von höheren kirchlichen Würdenträgern, denn die kennen die Realität zumeist nur aus zweiter Hand. Dies ist kein Vorwurf, sondern die Feststellung einer Tatsache: Wer heutzutage Führungsämter bekleidet, der hat in der Regel wenig Zeit und Gelegenheit, das wirkliche Leben kennenzulernen. Deshalb ist es allerhöchste Zeit, dass jene, die bei essenziellen Entscheidungen beratend mitwirken, hinunter in den Alltag steigen und ihre neu gewonnenen Erkenntnisse weitergeben. Denn das Lehramt ist auch ein dienendes Amt, es tut Dienst an Gott und am Menschen. Es erfordert Mut und Demut, Klarheit und Transparenz. Und großes Gottvertrauen. Diese Eigenschaften bilden die Voraussetzungen für einen angstfreien Diskurs in unserer Kirche, in dem alle Fragen erlaubt sein müssen. Aber wirklich alle.

BIST DU EIN MAULTIER?

Über die sexuellen Zwänge, denen Mädchen und junge Frauen in Afrika ausgesetzt sind

Ich bin eingeladen worden, an einer höheren katholischen Mädchenschule einen Dialog über HIV und Aids zu führen. Da stehe ich nun vor zweihundert Schülerinnen im Alter zwischen 13 und 17 Jahren, und es entwickelt sich eine lebhafte Diskussion. Ich frage die Mädchen, ob sie schon sexuell aktiv seien, und bekomme ein klares »Nein« zu hören. Die Frage ist nur, ob wir über dasselbe Thema reden. Denn es stellt sich schnell heraus, dass Sex in den Augen dieser Mädchen gleichbedeutend mit Penetration ist, mit vaginalem Geschlechtsverkehr. Ein *blowjob,* also orale Befriedigung für die Jungs bei der Heimfahrt im Bus, das ist kein richtiger Sex. Petting, gegenseitige Masturbation, Analverkehr? Auch nicht. Und so können diese Mädchen stolz den Keuschheitsring tragen und trotzdem Spaß haben. Bei der Beichte sind sie sich jedenfalls keiner Schuld bewusst. Was diese Einstellung für die Übertragung von Geschlechtskrankheiten und HI-Viren bedeutet, kann man sich ausmalen.

Diese Mädchen sind früh geschlechtsreif. Warum sollten sie enthaltsam sein bis zur Hochzeit? Weil Gott es so will? Gott hat keine Regeln für die geschlechtliche Entwicklung festgelegt. Zur Zeit Jesu waren Ehepaare sehr jung, Pubertät und Heirat lagen nahe beieinander. Aber was sagen wir heute jungen Menschen, bei denen zwischen körperlicher Reife und Eheleben viele Jahre liegen? Geben wir ihnen wirklich eine Hilfe, wenn wir immer nur kategorisch Verbote aussprechen und auch ihnen das priesterliche Gebot der Keuschheit und zölibatären Lebensführung auferlegen? Wenn wir sie verdammen, sobald sie daran scheitern? Erzeugen unsere Antworten nicht neue Probleme, die dann wieder auf uns zurückfallen? Verlieren wir nicht ethische und moralische Überzeugungskraft, wenn wir uns den heutigen Realitäten verweigern und immer noch antworten, wie man in den Tagen des Kirchenvaters Augustinus geantwortet hat? Oder laufen wir Gefahr, uns dem »Relativismus der Moderne« hinzugeben, wie viele Kirchenobere befürchten?

Ich glaube es nicht. Ich bin vielmehr der Überzeugung, dass viele der Fragen und Zweifel, die die Mädchen an dieser Schule stellvertretend für ihre Generation aussprechen, durchaus angemessen und berechtigt sind. Sie spüren den Widerspruch zwischen der kirchlichen Lehre und dem wirklichen Leben, in der Schule, daheim in den Townships oder draußen in den Dörfern.

Man muss sich nur den ernüchternden Bericht eines Entwicklungshelfers durchlesen, der lange in der tiefsten Provinz gearbeitet hat: »Junge Frauen, die ich zu Lehrerinnen ausgebildet habe, berichteten mir, dass sie als Mädchen deshalb schwanger wurden, weil sie jeder erektionsfähige Mann zwischen 15 und 55 im Dorf mit Schmeicheleien, aber auch psychischem Druck verfolgte. ›We must see, whether you are a mule or not – Wir müssen herausfinden, ob du ein unfruchtbares Maultier oder eine Frau bist‹. So waren 95 Prozent meiner Studentinnen bereits Mütter von ein oder zwei Kindern ... Die Eigenbestimmung ihrer Sexualität war ihnen nahezu unmöglich. Aids-Infektionen wurden unausweichlich, und das liegt auch am Heiligen Stuhl und seinen Bischöfen vor Ort, die die Verwendung von Kondomen verteufeln und die Sexualität tabuisieren.«

Afrikanische Mütter greifen mitunter zu den haarsträubendsten Methoden, um die sexuelle Entwicklung ihrer Töchter zu verbergen und sie vor den Begehrlichkeiten der Männer zu schützen. In Kamerun zum Beispiel »bügeln« sie jahrelang deren wachsende Brüste mit heißen Granitsteinen, damit sie noch kindlich wirken und nicht allzu früh zum Freiwild der Männer werden. Unterdessen gibt es eine landesweite Kampagne, um diese Tortur abzuschaffen.

Aber zurück nach Südafrika, zu den Mädchen in der katholischen Schule. Sie erwarten klare Antworten von uns. Sie wollen ihre Anliegen offen aussprechen können – ohne Scheu oder Schuldgefühle. Die Kirche kann einen vertraulichen Raum dafür schaffen, einen Schonraum, in dem sie selbst ihre Normen und Werte vermitteln kann, die den Mädchen helfen sollen, ihr Leben selbstverantwortlich zu gestalten. Aber diese Werte werden ihnen nur dann einleuchten, wenn wir ihre Gefühlswelt tatsächlich ernst nehmen. Und wenn wir dem Stand der wissenschaftlichen Erkenntnisse Rechnung tragen. Denn die Werte und ihre Befolgung sind keineswegs für die Ewigkeit angelegt, sie sind Wandlungen unterworfen. Entscheidend ist, dass wir ihren innersten Kern bewahren und verständlich machen. Dann wird es uns auch leichter fallen, sorglose oder uninformierte Jugendliche über die enormen Risiken ihres Sexualverhaltens aufzuklären.

DIE SACHE MIT DEM GUMMI

Der Streit über Kondome führt in die Irre

Sicherlich bin ich nicht der einzige Priester, der sich schon einmal gefragt hat, warum die katholische Kirche Kondome und alle künstlichen Verhütungsmittel so vehement bekämpft. Manchmal könnte man fast glauben, an diesem kleinen Stück Latex hinge das Seelenheil der Menschheit. Die Geschichte, warum das Kondom als Teufelszeug verdammt wird, ist ziemlich kompliziert. Ich möchte sie klar und einfach darstellen und höre dabei schon, wie die theologisch gebildeten Experten dieses Kapitel zerreißen. Aber ich will es dennoch versuchen.

Wer über die Kondomfrage nachdenkt, muss sich zunächst klarmachen, warum sich die Kirche so schwer tut mit diesem Thema.

Der erste Grund: Kondome haben mit Sexualität zu tun, und die hat ja, was allgemein bekannt ist, im Christentum eine stürmische Geschichte hinter sich. Das gilt übrigens genauso für das Judentum, den Vorläufer unseres christlichen Glaubens. Auch die jüdischen Schriftgelehrten haben immer wieder mit diesem »Problem« gekämpft und es im Laufe der Zeiten sehr unterschiedlich bewertet. Wer je das Hohelied der Liebe im Alten Testament gelesen hat, weiß, wie körperlich unbeschwert und sinnenfreudig das Judentum sein konnte. Da Tempelprostitution ein Merkmal der heidnischen Religionen war, wurden aber gewisse Formen der Sexualität immer wieder als sündhaft verurteilt.

Der Apostel Paulus hat all die frühkirchlichen Strömungen mit den Ideen der griechischen Philosophie vermengt, und so mancher Kirchenvater trat in seine Fußstapfen. Das Ergebnis war jene große Prüderie, die Sexualität selbst in der Ehe nicht als Ausdruck der Liebe sieht, sondern als bloße Notwendigkeit. Augustinus verstärkte diese Geisteshaltung. In seiner Zeit wurde laut darüber nachgedacht, ob der Beischlaf der Ehepartner erlaubt sei, wenn die Lust ins Spiel komme. Als ehemaliger Anhänger des Manichäismus, der die grundsätzliche Sündhaftigkeit des Körpers lehrt, verknüpfte Augustinus das Prinzip der Erbsünde mit der Sexualität. Thomas von Aquin hat seine Gedanken abgewandelt und vertieft. Am Ende seines Lebens sollte dieser große Gelehrte allerdings bekennen, dass alles, was er so gedacht und geschrieben hat, in Anbetracht der Wirklichkeit Gottes eigentlich wie Stroh nach der Ernte verbrannt werden sollte. Allein, diese späte Erkenntnis hatte keine Folgen. Denn abgesehen von ein paar Modifikationen ist die Sexualmoral der Kirche bis heute so geblieben, wie sie Augustinus und Thomas von Aquin einst festgeschrieben haben: geschlechtliche Liebe ja, aber ausnahmslos in der Ehe. Die Kirche verengt alle Sexualität auf den funktionalen Beischlaf und erklärt die Menschen, die sich nicht daran halten, zu Sündern.

Was folgte, war eine unselige Fixierung auf die Sexualität und die in ihr angelegten Möglichkeiten zu sündigen. Die Gebetbücher sind ein beeindruckendes Zeugnis dieser Haltung, vor allem vor dem Zweiten Vatikanischen Konzil, aber auch noch lange danach. Ich kann mich noch gut an die Wörter und Ausdrücke im Beichtspiegel erinnern, die die Phantasie von uns Kindern und Jugendlichen eher beflügelten als begrenzten.

Diese Beichtspiegel und Betrachtungen zur menschlichen Lust waren in der Regel von sexualfernen theologischen Denkern verfasst worden. Die Maxime dieser Männer hieß: Die Kirche kann niemals irren. Da spielte es keine Rolle, dass sich das menschliche Denken und Handeln änderte und die Sexualwissenschaft neue Erkenntnisse hervorbrachte. Das erheblich höhere Durchschnittsalter der Menschen, das die Dauer von Ehen um Jahrzehnte verlängerte, der frühere Beginn der Pubertät und das spätere Heiratsalter, das die geforderte Zeit der Enthaltsamkeit immer länger werden ließ, die geringere Kinderzahl, weil zahlreiche Nachkommen eben nicht mehr zur Altersversorgung notwendig sind – all diese Entwicklungen ließen Mutter Kirche und ihre Vordenker unbeeindruckt.

Gott will es so! Sagen Theologen, die dem Gebot der Keuschheit verpflichtet sind. Will es Gott so? Lautet meine dreiste Gegenfrage. Ist Gott dieses Thema tatsächlich so wichtig? Hat er wirklich die Zeit, sich angesichts der himmelschreienden Ungerechtigkeiten auf Erden um das Sexualleben von Milliarden von Menschen zu kümmern, um ein kleines Stück Gummi gar? Will er, dass seine Kirche sich von einer Weltinstitution, die die Frohe Botschaft verkündet, in eine engstirnige Moralanstalt verwandelt?

Liebe, und tu, was du willst, hat Augustinus einmal gepredigt. Das war für ihn die radikale Konsequenz aus der Botschaft Jesu. Diese geradezu anarchistisch anmutende Aufforderung, die sich allein auf Gottes Liebe beruft, wird nicht nur von Tyrannen gefürchtet, sondern auch von vielen Kirchenfürsten. Wo kämen wir denn da hin, wenn wir ihr Folge leisten würden? Fragen sie. Wir kämen den Absichten Jesu näher, dem Weg, der Wahrheit und dem Leben, wie wir Christen bekennen.

Selbst wenn HIV und Aids dem Kondomthema noch einmal eine andere Bedeutung geben, weil es nicht mehr nur um die Weitergabe des Lebens, sondern auch um den Schutz desselben geht: Dieses Kapitel kirchlicher Geschichte bedarf radikaler Revision. Es reicht nicht mehr aus, sich nur auf Güterabwägungen zurückzuziehen und zu fragen, ob wir das »kleinere Übel« Kondom in Kauf nehmen können oder was, wie es im Kirchenjargon heißt, seroverschiedene Ehepaare dürfen oder nicht dürfen.

Dabei könnte alles so einfach sein: Das Kondom an sich ist, wie alles Geschaffene, weder gut noch schlecht. Nur der Gebrauch eines Gegenstandes macht diesen gut oder schlecht. Wird er verwendet, um Leben zu schützen, dann ist er gut. Punkt. Diese Schlussfolgerung sollte innerhalb und außerhalb der Ehe gelten. Denn wer von uns hätte das Recht, den Aids-Tod von Menschen, die nicht nach dem strengen Moralkodex unserer Kirche leben, billigend in Kauf zu nehmen? Soll sich der Teenager, der mit seiner Freundin schläft, nicht schützen dürfen? Es geht um Leben oder Tod, da sind Überlegungen, ob die Erlaubnis des Kondomgebrauchs zur Promiskuität führt oder nicht, unerheblich. Es gibt längst Studien, die eindeutig belegen, dass Präservative die Zahl der Sexualpartner oder Sexualakte nicht maßgeblich beeinflussen.

Es wäre hohe Zeit, solche Erkenntnisse in die Moraltheologie einfließen zu lassen. Aber da ist die Furcht der Kirchenoberen, dass die Verbindlichkeit ihrer Lehre Schaden nehmen könnte. Wir befinden uns also in einer regelrechten Catch-22-Situation, in einem Dilemma, wie es Joseph Heller in einem satirischen Roman aus dem Jahre 1961 beschreibt, und ich kann die Zögerlichkeit der römischen Kurie sehr gut nachvollziehen. Ein Präzedenzfall könnte entstehen, ein Riss im sorgsam befestigten Damm der Tradition – und keiner möchte ihn verursachen. Dabei hat sich die Lehre der Kirche in den letzten 2000 Jahren immer wieder gewandelt, ja, sie blickt auf dramatische Veränderungen zurück. Und sie darf und soll und muss sich bewegen. Der Menschen wegen. Und Gottes wegen, der sich um sie sorgt, nicht als strafender Übervater, sondern als liebendes Du.

Mir ist bewusst, dass viele Bischöfe die Diskussion über den Kondomgebrauch nicht mehr hören können. Vielleicht sollten sie besser hinhören. Denn in dieser Diskussion geht es um viel mehr. Es geht um das von zahlreichen Christen ausgesprochene (und oft auch unausgesprochene) Gefühl, dass die Argumentationslinie der Kirche nicht stimmt und dass sie sich auf diesem Felde unglaubwürdig gemacht hat. Die Anfragen kritischer Gläubiger wirken auf mich oft wie ein *cri de colère*, ein zorniger Aufschrei, die Notlage der Menschen endlich ernst zu nehmen. Es ist eine Notlage, in der es nicht um ein Stückchen Gummi geht.

WIR SIND NICHT VERLOREN!

Wie junge Menschen aus Lesotho mit ungewöhnlichen Methoden gegen die Seuche kämpfen

Es ist nun schon das vierte oder fünfte Beerdigungsunternehmen, das wir auf der Fahrt von Maseru, der Hauptstadt von Lesotho, hinaus in das Dorf des Königs sehen. Ein nagelneues Gebäude steht da am Straßenrand, die Wandfarben und die Aufschrift »Funeral Service« sind noch frisch. »Das ist die am schnellsten wachsende Industrie in Lesotho«, sagt Thabiso Motsusi. Er sagt es scherzhaft und lacht, weil er merkt, dass den Besucher ein Gefühl der Trostlosigkeit beschleicht. Wie könnte es an einem Tag wie diesem auch anders sein? Es ist ein düsterer Regentag, die Berge werden von tintenschwarzen Wolken verhüllt, kalte Windböen kündigen den Südwinter an. Am Rande der Stadt begegnet uns ein Leichenzug, wir passieren Friedhöfe mit frischen Gräbern, zählen die Institute, die das Geschäft mit dem Tod betreiben. Es sind die sichtbaren Zeichen einer Katastrophe, die über Lesotho hereingebrochen ist.

Das kleine Königtum in den südafrikanischen Drakensbergen gehört zu den Ländern mit den höchsten HIV/Aids-Raten der Welt, jeder dritte Erwachsene im wirtschaftlich aktivsten Alter zwischen 15 und 49 Jahren hat das Virus im Blut, die durchschnittliche Lebenserwartung ist nach Schätzungen von UNAids, der zuständigen Agentur der Vereinten Nationen, auf 35,2 Jahre gesunken – das dürfte ungefähr dem Wert im europäischen Mittelalter entsprechen. Die niederschmetternden Statistiken haben in der Außenwelt den Eindruck verfestigt, die Afrikaner würden sich in ihr Schicksal fügen und hilflos zuschauen, wie die Seuche ihre Gesellschaften zerfrisst.

Der hoffnungslose Kontinent – dieses zählebige Klischee ärgert einen Aktivisten wie Thabiso Motsusi. Denn er und sein Team widerlegen es jeden Tag. So wie an diesem trübseligen Morgen fahren sie seit Jahren von der Hauptstadt Maseru hinauf in die hintersten Bergnester, um die Menschen über HIV / Aids aufzuklären. Sie diskutieren mit den Gemeinden, sie überwinden das Schweigen und Leugnen, sie haben guten Rat anzubieten und verteilen Abertausende von Kondomen. Und sie setzen ein Medium ein, zu dem die wenigsten Basotho in den fernseh- und kinolosen Regionen Zugang haben: den Videofilm. Sesotho Media & Development, ihre 1999 vom südafrikanischen Dokumentarfilmer Don Edkins gegründete und von *Brot für die Welt* unterstützte Organisation, hat 150 Filme über politische, soziale und kulturelle Probleme im Archiv, wobei eine Produktion mit dem Titel »Frag mich, ich bin positiv« beim Publikum besonders beliebt ist. In diesem Film unter der Regie von Edkins' Sohn Teboho spielen nämlich Thabiso und seine Freunde Thabo Rannana und Moalosi Thabane sich selber: drei junge HIV-positive Männer, die freimütig, provokativ und humorvoll über ihre Krankheit reden.

Heute sind sie zu fünft, Thabiso, Thabo, Moalosi, Malehloa und Mamolefe, und das Ziel ihres *Mobile Video Unit* heißt Matsieng. Es ist das Heimatdorf des Königs von Lesotho. Rundhütten mit Reetdächern, saftige Viehweiden, der Palast des Monarchen unter steilen Felsabstürzen, von denen ein Wasserfall herunterrauscht – der Ort wirkt wie ein Idyll aus dem alten Afrika, wenn da nicht diese unheimliche Stille wäre. Nur ein paar Kinder und alte Leute sind auf den Beinen, und als die Filmvorführung im Gemeindehaus losgehen soll, ist nur ein Häuflein Neugieriger gekommen. »Heute finden gleich zwei Beerdigungen statt, und alle sind hingegangen«, entschuldigt sich der Dorfobmann. Wieder zwei Aids-Opfer, wieder zwei junge Leute, die die Seuche geholt hat. Aber das finden wir erst später heraus, der Obmann verschweigt es zunächst. Er schämt sich.

Zwei Stunden später sitzen dreißig Zuschauer in der zugigen Halle und verfolgen den Kurzfilm »A Miners Tale«. Es geht um Wanderarbeiter aus Lesotho, um Lohnsklaven, die in südafrikanischen Goldminen schuften und nicht nur Geld, sondern auch tödliche Viren heimbringen. Aber die Leute von Matsieng überzeugt diese Botschaft nicht. »Die Krankheit ist aus den reichen Ländern gekommen«, meint ein Greis, der sich in eine dicke Wolldecke gehüllt hat. »Sie ist in den Nahrungsmitteln, die die Weißen verteilen.« Eine Frau im roten Pullover glaubt, die SADC, die Wirtschaftsgemeinschaft des südlichen Afrika, habe das Unglück verursacht. Aids ist ein Fluch, man kann sich nicht erklären, warum das Immunschwächesyndrom gerade ihr winziges Land so schlimm heimsucht. *Sekere* wird es in der Sprache Sesotho genannt, eine Schere, die die Menschen wegschneidet, oder *Kokonyana*, das ist ein blutsaugendes Insekt. Ein Bauer erzählt, wie eine 15-jährige Aids-Waise in seinem Dorf terrorisiert wird. »Schweige. Oder wir schlagen dich tot!«, drohen die Verwandten.

Das Unwissen, die Furcht, der Aberglauben, die Stigmatisierung – im Halbdunkel der Halle entfaltet sich das ganze Panorama der Aids-Verwirrung. Die Aufklärer von Sesotho Media sind das gewohnt, sie argumentieren mit einfachen Worten und unerschütterlichem Gleichmut dagegen an. Am Ende aber ist es ihre Wahrhaftigkeit, die die Zuhörer beeindruckt. »Schaut mich an«, ruft Moalosi, »ich bin seit vielen Jahren HIV-positiv, und trotzdem lebe ich noch! Wir sind nicht verloren, wir können die Seuche eindämmen.«

Moalosi lässt sich nicht anmerken, dass es ihm heute nicht so gut geht. Kurz vor der Abfahrt hatten ihn noch heftige Krämpfe geschüttelt, auf dem Weg hierher war er schnell in eine Apotheke gesprungen, um sich Schmerzmittel zu holen. »Ich wäre längst bei den Ahnen, wenn ich die antiretroviralen Medikamente nicht hätte«, sagt er. Wer mit diesen teuren Arzneien behandelt wird, genießt in Lesotho ein großes Privileg; nur 8400 Patienten erhielten Ende 2005 die Anti-Aids-Therapie. Die Zahl der Infizierten, die sie dringend bräuchten, bewegt sich rasch auf 100000 zu. »Da haben wir als armes Land enorme Lücken. Aber noch viel wichtiger ist die Prävention«, erklärt Malehloa.

Die gleichen Worte hören wir aus dem Munde des Königs, der uns am nächsten Tag empfängt. Seine Majestät Letsie III., ein korpulenter, bedächtiger Mann von 43 Jahren, ist ein Glücksfall für sein Land: Er redet so offen und unverkrampft über die Pandemie wie ein friderizianischer Aufklärer, das ist unter afrikanischen Herrschern recht ungewöhnlich; sie tun in der Regel so, als sei HIV/Aids nur eine Schimäre, und über die Allmacht der Männer und ihre verhängnisvollen Sexualpraktiken, die die Ausbreitung der Seuche beschleunigen, reden sie überhaupt nicht. Letsie III. bricht die Tabus. Der gläubige Katholik scheut sich auch nicht, seine Kirche zu tadeln, die engstirnigen Priester, die Kondome nach wie vor als Teufelszeug verdammen und sonntags ihre weltfremden Appelle predigen: Bleibt enthaltsam! Übt Keuschheit! Sündigt nicht! Man denkt unweigerlich an das weite Feld mitten in Maseru, auf dem ein weißes Gerüst einsam vor sich hinrostet – der Pavillon von Papst Johannes Paul II., aufgestellt anlässlich seines Besuches anno 1988. Ein unfreiwilliges Mahnmal, das daran erinnert, wie Afrika vom Vatikan allein gelassen wird. »Wir müssen handeln. Es gibt in meinem Land keine Familie mehr, die nicht betroffen ist«, mahnt der König. »Wenn wir nicht handeln, werden wir vom Antlitz dieser Erde verschwinden.«

Das Gefängnis von Butha-Buthe, der nächste Einsatz des mobilen Kinos. Die Häftlinge haben sich in einem Armeezelt im Innenhof versammelt, Mörder, Vergewaltiger, Räuber, lauter Männer, die meisten noch ziemlich jung. Unter der olivgrünen Plane ist es heiß und stickig, ein strenger Schweißgeruch liegt in der Luft. Dichtgedrängt sitzen die Männer auf dem Lehmboden und verfolgen den Film »A Fighting Spirit«. Er erzählt die Geschichte von Gilbert Josamu, eines HIV-positiven Boxers aus Simbabwe, der sich zu seiner Krankheit bekannte und weiterkämpfte. Das empörte einige Gegner, die gegen ihn im Ring gestanden hatten. Der Film soll die Männer auf eine heikle Diskussion einstimmen. Denn jeder dritte unter ihnen ist HIV-positiv, aber niemand weiß, wer.

»Warum ist es so schwierig, wenn sich jemand outet?«, fragt Moalosi. »Weil du ausgestoßen wirst«, antwortet ein Häftling. »Und weil du hier nicht davonlaufen kannst.« Moalosi: »Aber wäre es nicht besser, offen mit dem Problem umzugehen?« – »Nein. Weil dann die Angst noch größer wird, angesteckt zu werden«, meint ein Hüne, der nicht so aussieht, als würde er sich vor irgendetwas fürchten. »Aber jeder sollte sich wenigstens testen lassen«, meint der Mann mit der Pudelmütze neben ihm. »Ich habe es getan, werde aber das Ergebnis nicht verraten.« – »Aber wir sollten doch wissen, wer HIV-positiv ist, es gibt hier manchmal Schlägereien, da fließt Blut«, wirft ein anderer ein.

Ein älterer Mann, der sich als Sangoma ausgibt, als traditioneller Heiler, beruhigt seine Gefährten: »Macht euch keine Sorgen, ich kann Aids kurieren!« Aber die meisten Häftlinge halten offenbar nicht viel von Quacksalberei. Sie wollen mehr wissen über die Seuche. Wie wird das Virus übertragen? Ist Schweiß infektiös? Können wir die gemeinsamen Waschanlagen bedenkenlos benutzen?

Fragen, Antworten, Einwürfe, Zweifel. So geht es eine halbe Stunde hin und her. Dann steht ein kahlköpfiger Junge auf und sagt mit zittriger Stimme: »Ich möchte es heute öffentlich bekennen: Ich bin positiv.« Schweigen im Zelt, verunsicherte, argwöhnische Blicke. Nach einer Minute knurrt ein Gefangener: »Dieser Mann ist mit mir in einer Zelle, ich möchte sofort verlegt werden!« Die Stimmung droht zu kippen, Vorwürfe werden gemurmelt: Warum sagt er uns das erst jetzt? Moalosi wird später bekennen, dass dies ein sehr kritischer Moment war. Es hätte jedenfalls großen Ärger geben können, spätestens am Abend, in der Zelle. Aber da ist ja Akim Phamotse, der kugelrunde, leutselige Gefängnisdirektor. Er stellt sich mitten unter die Häftlinge und beruhigt die Gemüter: »Niemand wird hier diskriminiert. Jeder kann sich freiwillig testen lassen, die Ergebnisse sind anonym. Aber jeder soll sich auch frei fühlen, den anderen davon zu erzählen. Wir werden euch helfen und schützen.«

Eine solche Haltung hätte man an einem Ort wie diesem nicht für möglich gehalten. Afrikanische Gefängnisse sind normalerweise Löcher, in denen die Insassen elendiglich verrotten. In der Verwahranstalt von Butha-Buthe aber gelten demokratische Regeln, hier werden die Menschenrechte geachtet, hier finden regelmäßig Debatten mit Aids-Beratern statt. »Kommt bald wieder!«, sagt ein Gefangener zum Abschied.

Rückfahrt nach Maseru. Es dunkelt allmählich, am Straßenrand balancieren Frauen gewaltige Brennholzbündel auf ihren Köpfen, von den Bergen trotten Rinder mit hell klingenden Halsglocken herab. Das Team ist zufrieden. Wieder eine gelungene Veranstaltung, wieder eine kleine Etappe im langen Kampf gegen die Seuche. Ein paar Kinder winken, sie kennen den weißen Geländewagen mit dem Kennzeichen AP 845: Thabo, Moalosi & Co, die Pioniere und ihr mobiles Kino in den Bergen von Lesotho – ein Modell für ganz Afrika. Nach so einem Tag können auch die vielen Beerdigungsinstitute die Stimmung nicht mehr drücken.

»Aids tötet! Aids ist real!« Man nimmt die Straßenschilder mit diesen Mahnungen oder die riesige Aids-Schleife an den Felsen über der Hauptstadt plötzlich anders wahr – als Zeichen der Ermutigung. Seht her, wir stellen uns der Herausforderung! Wir ergeben uns nicht willenlos der Pandemie! Als wir das merkwürdige Papst-Gestell passieren, wird uns erst richtig bewusst, was diese Kampagne von den üblichen Aufklärungsfeldzügen unterscheidet: Es ist kein einziger weißer Berater dabei, kein medizinischer Experte aus Europa, kein Kompetenzfeldmanager, kein besserwisserischer Hilfskoordinator. Nur Afrikaner, junge, kreative Männer und Frauen, die selbst infiziert sind. Die trotz des Ernstes der Lage mit einer unglaublichen Zuversicht gegen die Seuche kämpfen. Die dabei so heiter sind, dass sie unseren Pessimismus beschämen.

Wir sitzen wieder im kleinen Büro von Sesotho Media, das Team und die umsichtige Koordinatorin Malibuseng Matsoso planen die Touren für die nächste Woche. Thabiso muss unbedingt noch eine Geschichte loswerden. Als er und seine Kollegen nach Deutschland fliegen wollten, um ihren Film »Ask me, I am positive« auf dem Afrika-Festival in Würzburg zu zeigen, fingen sie Bundesgrenzschützer bereits am Flughafen von Johannesburg ab. Aids-Aufklärung? Einladung? Das kann jeder erzählen. Eure Papiere sind gefälscht, hieß es. Die drei Männer wurden eingesperrt und hatten tagelang keinen Zugang zu ihren lebenswichtigen Aids-Medikamenten. Nach einer Woche wiesen sie die südafrikanischen Behörden nach Lesotho aus.

REISEFREIHEIT? NUR FÜR GESUNDE!

Wer sich mit dem HI-Virus infiziert hat, ist in vielen Staaten unerwünscht

Bonn, im März 2005. Ich habe die Ehre, an einem Konsultationstreffen des Bundesministeriums für wirtschaftliche Zusammenarbeit teilzunehmen. Es geht um eine Kabinettsvorlage zum Thema »Antwort der Bundesregierung zu Fragen von HIV und Aids«. Ich bin durch Zufall in diese illustre Runde geraten und überfliege gerade die Unterlagen. Und wundere mich über die Statements von kirchlichen Hilfsgruppen, die auch vertreten sind. Denn sie vergeben die Chance, verbindliche Empfehlungen in den Entscheidungsprozess einzubringen.

Irgendwann kann ich mich nicht mehr zurückhalten, ich muss in die Diskussion eingreifen, weil mir in einem Kapitel aufstößt, wie vage die Frage der Reisefreiheit für HIV-positive Menschen umschrieben wird. Ich rege an, dass sich die Bundesregierung glasklar und unmissverständlich für diese in einer modernen Gesellschaft selbstverständliche Freiheit einsetzt; alles andere käme in meinen Augen einer Diskriminierung gleich. In den vorderen Reihen wird gemurmelt, die amtlichen Vertreter beraten sich. Sodann wird mir beschieden, dass eine derart eindeutige Empfehlung leider nicht in eine solche Vorlage passe, schließlich könne der Staat nicht immer danach handeln.

Den etwas unscharfen Erklärungen entnehme ich, dass man es HIV-positiven Bewerbern nicht unbedingt ermöglichen möchte, in Deutschland zu studieren.

Saarbrücken, im März 2006. Ich besuche eine Familie, die ein südafrikanisches Kind angenommen hat. Das angefragte Standesamt, erzählen die Eltern, habe ihnen deutlich gemacht, dass es die Adoption eines HIV-positiven Babys nicht akzeptieren werde. Das internationale Haager Abkommen, unterzeichnet von der Bundesrepublik Deutschland, lässt eine solche Einschränkung nicht zu. Aber das stört die Beamten nicht im Geringsten.

Diese beiden Beispiele machen deutlich, warum die Diskriminierung von Menschen so schwer zu bekämpfen ist. Denn es diskriminieren eben nicht nur Individuen, sondern auch Staaten und Staatsorgane. Ein besonders unrühmliches Exempel liefert Australien mit seiner rigorosen Abschottungspolitik. Im April 2007 schlug der konservative Premierminister John Howard vor, Migranten und Asylsuchenden, die HIV-positiv sind, prinzipiell die Einreise zu verweigern. Auch die Vereinigten Staaten wiesen HIV-positive Menschen lange Zeit an der Grenze ab; seit dem 1. Dezember 2006 erhalten sie zumindest für Kurzaufenthalte ein Visum. Andere Staaten wie die Bundesrepublik Deutschland wenden versteckte Restriktionen an.

All diese Formen der Diskriminierung sind politisch inakzeptabel und ethisch verwerflich. Dennoch greifen immer mehr Staaten zu diesem Mittel und beschränken die Reisefreiheit von HIV-positiven Menschen. Sie werden behandelt wie Aussätzige. Von meiner Kirche habe ich leider noch keinen Aufschrei dagegen gehört. Dabei ruft sie doch dazu auf, jede Form von Stigmatisierung und Ausgrenzung zu vermeiden. Dem Normalbürger soll bewusst werden, dass infizierte Personen Menschen sind wie alle anderen Menschen auch.

Im wirklichen Leben aber macht sich eine kollektive Angst vor Infizierten breit, und diese Angst manifestiert sich behördlicherseits in Einreiseverboten, Zwangstests oder der Verweigerung von Arbeits- und Studienerlaubnissen. Die offiziellen Ausreden sind immer die gleichen: Belastung des Gesundheitssystems, Verbreitung der Erreger durch Unfälle oder sexuelle Kontakte und so weiter. Wenn man aber will, dass HIV-positive Menschen nicht mehr einreisen dürfen und infizierte Babys nicht mehr adoptionsfähig sind, dann sollten Staaten und politische Entscheidungsträger dies klipp und klar sagen und aufhören, ihr doppelzüngiges Spiel zu treiben. Wir diskriminieren zum Schutz der eigenen Bevölkerung, würde es dann unmissverständlich heißen. Dass dies medizinisch unsinnig ist, hat eine Studie von UNAids schon 2004 sehr eindrucksvoll herausgearbeitet.

Hier in Südafrika lernt jedes Kind schon in der Schule, dass HIV-positive Bürger behandelt werden müssen wie alle anderen auch. In der Praxis sieht es allerdings auch am Kap ganz anders aus. Deswegen frage ich mich oft: Wie sollen wir die Menschen dazu bringen, andere nicht zu stigmatisieren und zu diskriminieren? Wie können wir Familienangehörige, Freunde, Arbeitskollegen oder Chefs dazu bewegen, den Grundsatz der Gleichbehandlung zu befolgen? Und wie sollen wir einem Bischof seine frommen Mahnungen in der Sonntagspredigt abnehmen, wenn er nie seine Stimme erhebt zur Verteidigung der Stigmatisierten? Unsere Kirchenoberen schweigen beharrlich zu diesem Unrecht. Es gibt ja auch viel wichtigere Problemfelder, gleichgeschlechtliche Partnerschaften zum Beispiel.

Das erfordert viel Kraft, da bleibt wenig Energie, um sich einzusetzen für die ausgeschlossenen und entrechteten Brüder und Schwestern, die das Virus im Blut haben.

Wenn man sie erst gar nicht ins Land lässt, dann stellt sich dieses Problem ohnehin nicht mehr. Was für eine unbarmherzige, globalisierte Welt, in der sich alles frei bewegt, die Güter, das Kapital, die Dienstleistungen, die Informationen. Nur die vierzig Millionen HIV-infizierten Menschen sollen bleiben, wo sie sind. Für das südafrikanische Baby in Saarbrücken oder für den kenianischen Studenten, der an der deutschen Grenze steht, gilt: Wir müssen leider draußen bleiben! Dies geschieht, wie mir bei dem Konsultationstreffen in Bonn bewusst wurde, mit stillschweigender Billigung von Kirchenvertretern.

WIE MENSCHLICH DARF JESUS SEIN?

Warum unsere Kirche auf fundamentale Herausforderungen viel zu langsam reagiert

Dieses Kapitel will ich mit einer Meldung des deutschen Dienstes von Radio Vatikan beginnen. Es geht dabei um eine Frage, die vom Thema unseres Buches scheinbar weit entfernt ist. Aber man wird bald sehen, dass sie unser Anliegen nicht nur berührt, sondern im gleichen theologischen Problemfeld angesiedelt ist. Zunächst also zur Rundfunknachricht. Der Leser sei allerdings vorgewarnt: Es gibt Texte, die muss man zwei, drei Mal lesen, um sie zu verstehen. Kirchliche Verlautbarungen sind in der Regel recht umständlich und lang und manchmal auch langweilig. Aber ihre Inhalte haben es oft in sich!

»Dieser Tage berät im Vatikan die Vollversammlung der Internationalen Theologischen Kommission. Ihr Hauptthema ist dieses Mal erstaunlich: der Umgang mit Kindern, die ungetauft sterben. Hintergrund der Frage ist: Die Kirche ging jahrhundertelang davon aus, dass nur solche Menschen zur Anschauung Gottes gelangen, die auf Erden an Jesus Christus geglaubt hatten. Ungetaufte Kinder hatten das nicht, daher konnten sie zwar – nachdem sie ja ohne Sünde sind – in ein ewiges Glück gelangen, aber nicht zur Anschauung Gottes. Durch neuere theologische Erkenntnis ist diese Auffassung fraglich geworden.

Wir haben daher mit dem Generalsekretär der Kommission, dem Jesuiten Luis Ladaria, gesprochen und ihn gefragt: ›Was sagt die katholische Kirche zum Fall dieser ungetauft gestorbenen Kinder?‹ Die Antwort von Ladaria: ›Zunächst einmal: Es gibt in diesem Punkt keine dogmatische Definition, keine Lehraussage, die für alle verbindlich wäre. Jahrhundertelang dachte man, dass diese Kinder in den so genannten Limbus kommen. Hier hätten sie zwar natürliches Glück, aber könnten Gott nicht schauen. Dieser Glaube ist durch theologische und lehramtliche Entwicklungen fraglich geworden. Unter diesen Voraussetzungen beschäftigen wir uns jetzt mit dem Problem, eine definitive Aussage gibt es schlicht noch nicht.‹ Auf jeden Fall aber gelte Gottes Wille, alle Menschen zum Heil zu führen. Es gelte auch die Vermittlung Christi sowie die Sakramentalität der Kirche im Heilsplan. Ladaria fährt fort: ›Das sind die grundlegenden Parameter. Wir müssen in der Tat davon ausgehen, dass Gott das Heil aller will. Und wir müssen davon ausgehen, dass Christus für alle Menschen gestorben ist, dass die Kirche ein universales Sakrament des Heils ist. So hat es das Zweite Vatikanische Konzil gelehrt. Wenn wir all das berücksichtigen, stellt sich die Notwendigkeit der Taufe in einem anderen Rahmen.‹«

Diese von Radio Vatikan zitierten Worte des Generalsekretärs Luis Ladaria werfen ein Schlaglicht auf eines der fundamentalsten Probleme der kirchlichen Entwicklung: Wir sind viel zu langsam. Noch im 20. Jahrhundert mussten Kinder, die gestorben waren, ohne das erste Sakrament zu empfangen, außerhalb der Friedhofsmauern verscharrt werden – sie befanden sich gemäß der überlieferten Lehre im Limbus, in der Vorhölle. Heutzutage ist es für mich und vermutlich auch für die Mehrheit der Katholiken gar keine

Frage mehr, dass ungetaufte Kinder Gott schauen können. Aber eine Kommission von Theologen ringt immer noch mit dieser Frage. Wobei man positiv anmerken muss, dass der Jesuit Ladaria immerhin eine gewisse Bewegung seit dem Zweiten Vatikanischen Konzil konzediert, eine Bewegung, welche die Taufe in einen anderen Bezugsrahmen stellt. Dies hat über vierzig Jahre gedauert – das Konzil endete bekanntlich 1965. Wenn ich nun diese Zeitspanne übertrage auf die Diskussion über HIV / Aids und die Notwendigkeit einer diesbezüglich veränderten Theologie, dann würden noch zwei Jahrzehnte vor uns liegen, ehe sich die Kirche bewegt. Zwanzig Jahre: Wie viele Millionen Menschen werden in dieser Zeit noch an der Seuche leiden und sterben müssen?

Das Zweite Vatikanische Konzil hat in der Pastoralkonstitution *Gaudium et Spes* (»Freude und Hoffnung«) unmissverständlich betont, dass die Kirche in dieser Welt lebt und diese Welt liebt. In dieser Liebe sind die Freude und Hoffnung, die Trauer und Angst der Armen und Bedrängten auch die Freude, Hoffnung, Trauer und Angst der Jünger Christi, heißt es in Kapitel 1, Abschnitt 1. Das bedeutet, dass wir als Christen die Aufgabe haben, uns aller Lebenslagen unserer Mitmenschen anzunehmen. Folglich muss das Leiden eines Aids-Kranken in Afrika das Leben eines jeden Christen in Europa und anderswo berühren. Aber haben wir überhaupt schon begonnen, diese Maxime des Konzils ernst zu nehmen? Oder müssen wir nicht vielmehr bekennen, dass wir uns häufig nur am Rande mit den wirklichen Nöten der Menschen in aller Welt beschäftigen?

Natürlich können wir ihre Sorgen und Freuden nicht alleine teilen, das macht *Gaudium et Spes* sehr deutlich, wir brauchen, um sie zu verstehen, kompetente Partner; es bedarf, wie unsere Pastoralkonstitution empfiehlt, »der besonderen Hilfe der in der Welt Stehenden, die eine wirkliche Kenntnis der verschiedenen Institutionen und Fachgebiete haben und die Mentalität, die in diesen am Werk ist, wirklich verstehen, gleichgültig, ob es sich um Gläubige oder Ungläubige handelt«. Mit anderen Worten: Eine fruchtbare Partnerschaft zwischen der spirituellen und der weltlichen Sphäre ist vonnöten, nur dann kann die Kirche im Sinne der Pastoralkonstitution auch wirklich Kirche sein.

Nach all meinen Erfahrungen als Priester kann sich diese Partnerschaft nur entwickeln, wenn die Kirche *up to date* ist, wenn sie also gleichsam mit beiden Beinen in der modernen Zeit steht. Dabei geht es keineswegs um Anpassungen an die Welt, um einen »Relativismus«, der Zugeständnisse an den Zeitgeist macht, sondern um eine ernsthafte Auseinandersetzung mit den komplexen Realitäten und wissenschaftlichen Erkenntnissen der Gegenwart. Kurzum: Wir müssen in unserem kirchlichen Denken und Handeln den dramatischen Entwicklungen im 21. Jahrhundert Rechnung tragen, der Zerstörung der Schöpfung, den Kriegen und Gewaltexzessen in allen Winkeln der Erde, der wachsenden Ungleichheit im Zuge der Globalisierung.

Jedes Jahr verhungern acht Millionen Menschen, eine Milliarde Erdenbürger müssen täglich verseuchtes Wasser trinken. In einem GEO-Report habe ich gelesen, dass die 500 reichsten Menschen genauso viel besitzen wie die 416 Millionen ärmsten. Wir im wohlhabenden Westen leben auf Kosten der so genannten Dritten Welt – das sind obszöne Verhältnisse.

Warum spricht das unsere Kirche nicht öfter und lauter aus? Warum lässt sie es zu, dass Jesus jeden Tag millionenfach gekreuzigt wird? Papst Johannes Paul II. hatte zu Beginn des zweiten Irak-Krieges noch wortgewaltig protestiert. Warum hören wir die Stimme unserer Kirche so selten, wenn heute im Irak, in Darfur oder in Tschetschenien gemordet wird? Wo ist ihre Anklage, wenn in Abu Ghraib, Guantanamo und all den Folterkammern der Welt Menschen von den Militärs und Geheimagenten einer Nation gequält werden, auf deren grünen Geldscheinen *In God We Trust – Wir vertrauen auf Gott* steht?

Wir müssen unserer Botschaft wieder eine menschlichere Gestalt geben. Ich denke, wir verlieren uns allzu oft in theologischen Streitereien und schauen nicht oft genug in das Gesicht dessen, der Gottes Barmherzigkeit ausstrahlt: Jesus von Nazareth, das menschgewordene Wort Gottes. Er ist es, der unser aller Bruder geworden ist, der die göttliche Verkündigung durch sein Handeln erfahrbar macht. Er ist es, der uns in den Menschen anschaut, in allen Menschen. »Ich war im Gefängnis und ihr habt mich nicht besucht«, sagt Jesus im Matthäus-Evangelium (Mt 25,36). Selbst in Gefangenen, die schuldig sind im Sinne des Gesetzes, begegnen wir Christus! Das ist ein wahrhaft revolutionärer Gedanke des Christentums: Der Mann aus Nazareth, den wir so gerne theologisieren, ist ohne den leibhaftigen Jesus, der in die Geschichte trat, nicht denkbar; wir aber verlieren die menschliche Dimension der Botschaft Gottes gelegentlich aus dem Blick. Und manchmal suchen wir auch die verlorenen Schafe nicht mehr und halten, anstatt es Jesus nachzutun, krampfhaft und ängstlich an unseren vermeintlichen Gewissheiten fest.

Wir brauchen diesen menschlichen Jesus, der in Bethlehem geboren wurde, der für uns gelitten hat, der am Kreuz gestorben ist und begraben wurde und am dritten Tage wiederauferstanden ist, wie wir im apostolischen Glaubensbekenntnis bekennen. Wir brauchen diesen lebendigen »Berührungspunkt« zwischen Himmel und Erde, diesen wahren Gott *und* wahren Menschen, um unsere Mitmenschen als wirkliche Schwestern und Brüder anzunehmen. Aber unsere Kirchenführer empfinden es oft als Angriff auf die reine Lehre, wenn wir den menschlichen Charakter Jesu zu sehr betonen. Unlängst wurde der Befreiungstheologe Jon Sobrino aus El Salvador genau aus diesem Grunde abgemahnt; der Vatikan bekundete zwar Unterstützung für seine Arbeit mit den Armen und Unterdrückten, warf ihm aber gleichzeitig vor, das Wesen Christi zu verzerren und den Kernglauben an seine Göttlichkeit zu beschädigen.

In meinen Augen ist bei solchen Verdikten große Vorsicht geboten: Denn wer seinen spirituellen Ursprung vergisst, wer die Menschwerdung Gottes vergisst und seine bleibende Immanenz in unserer Zeit, erkennt seine Richtung nicht mehr und gerät ins Straucheln. In den Menschen, die das Virus im Körper tragen, begegnen wir dem leidenden Christus, in ihnen wird er Mensch. Und Gleiches gilt für all die anderen leidenden Menschen, für die Hungernden, die Gefolterten, die Gemordeten.

WIR BRAUCHEN EINE AIDS-THEOLOGIE!

Das Prinzip der *oikonomia* – ein Ausweg aus dem katholischen Dilemma

Es ist bemerkenswert, dass ausgerechnet in dieser gottfernen Zeit, in der viele Menschen den Glauben und das kirchliche Leben hinter sich gelassen haben, die Diskussion über die Bedeutung der Religionen so intensiv geführt wird wie seit langem nicht mehr. Das hat mit dem vermeintlichen *Clash of Civilizations* zu tun, mit Samuel Huntingtons umstrittener These vom Zusammenprall der Kulturen, der sich in den vielfältigen Konflikten und Überempfindlichkeiten zwischen der islamischen und christlichen Welt äußert. Und es hängt auch mit dem Tod von Papst Johannes Paul II. und der Wahl seines Nachfolgers Benedikt XVI. zusammen.

Seither wird nämlich in den Medien intensiv über die katholische Morallehre gestritten, und auch die alte Debatte über die Kondomfrage flammt wieder auf, vor allem unter Journalisten, die normalerweise mit der Kirche recht wenig am Hut haben. Das bleibt nicht ohne Rückwirkung auf den Vatikan: Hinter den hohen Mauern des päpstlichen Reiches hat man zumindest begonnen, über das Präservativ als möglichen HIV-Schutz innerhalb der Ehe nachzudenken.

Als der neue Papst erstmals eine Delegation von Bischöfen aus dem südlichen Afrika empfing, teilte er deren »tiefe

Sorge über die durch Aids verursachte Zerstörung«. Aber die Tragweite der Tragödie wird offenbar immer noch unterschätzt. Denn der Pontifex bekräftigte bei diesem Treffen, dass nur Keuschheit und Treue den »einzig sicheren Weg« weisen, um der Ausbreitung der Seuche vorzubeugen.

Während in der Zentrale uneingestandene Ratlosigkeit herrscht, müssen wir an der Peripherie erkennen, dass die Gebote der kirchlichen Sexualmoral für jene Menschen, die sie strikt befolgen, einem Todesurteil gleichkommen können. Das gilt hier in Afrika vor allem für Ehefrauen, deren Männer untreu sind. Dieser Kontinent hat Tausende solcher Einzelschicksale zu erzählen, aber keiner hört zu, nicht einmal die Kirche, die eigentlich das Leben unter allen Umständen schützen will. Wir lassen unsere Leute im Stich – mit guten Intentionen, aber einem vernichtenden Resultat. Denn Millionen von Aids-Toten in Afrika, das sind auch Millionen von toten Katholiken. Aber die meisten Kirchenführer haben gelernt zu schweigen und fragend nach Rom zu blicken. Welchen Weg sollen wir gehen?

Die katholische Kirche ist eine Gemeinschaft der Heiligen und der Sünder, und wir haben Sorge zu tragen für beide. Das Zweite Vatikanische Konzil weist uns auf unsere Schwesterkirchen und ihre reichen Traditionen hin. Mit Freude habe ich vernommen, dass Papst Benedikt XVI. die Tradition dieses Konzils weiterentwickeln will. Vielleicht öffnet sich da ein *window of opportunities*, ein kleines Fenster der Hoffnung? Vielleicht folgen den vielen Worten endlich Taten? Vielleicht lernen wir von unseren Schwesterkirchen?

Die orthodoxe Kirche kennt zum Beispiel das Prinzip der *oikonomia*.

Das Wort kommt aus dem Griechischen; es bedeutet

Haushaltung, Vorsorge und beschreibt die Verwirklichung des Mysteriums der göttlichen Liebe, die von Jesus Christus verkündet und vorgelebt wurde und in den Handlungen der Kirche fortwirkt. Dieses Prinzip respektiert die geltenden Regeln der Kirche, aber unter außergewöhnlichen Umständen können sie ausgesetzt werden – nicht, um Präzedenzfälle zu schaffen, sondern um der Menschen und ihrer Nöte willen. In der orthodoxen Kirche wird die *oikonomia* zum Beispiel beim Scheitern einer Ehe angewandt: Der Bund fürs Leben ist prinzipiell unauflöslich, kann aber auch zerbrechen; in diesem Fall wird nach einer Phase der Buße und Neubesinnung eine erneute Ehe erlaubt. Somit wird auch im Scheitern die unendliche, bedingungslose und vergebende Liebe Gottes spürbar. Was aber Gott möglich macht, muss die Kirche in ihrem Tun nachvollziehen – wenn sie vor den Menschen das Zeugnis des liebenden Gottes glaubhaft ablegen will.

Das Zweite Vatikanische Konzil ruft uns Christen auf, die Zeichen der Zeit zu erkennen, und HIV/Aids ist ein solches Zeichen.

Die einzige angemessene Antwort der Kirche wäre, die Pandemie nicht mit moralischen Argumenten zu bekämpfen, sondern die infizierten Menschen mit Gottes bedingungsloser Liebe zu umfangen, mit einer Liebe, die nicht nur die Kranken umsorgt, sondern offen ist für alle menschlichen Realitäten. Und die aufhört, betroffene Menschen zu verurteilen. Ich bitte die Theologen und Bischöfe, diesen Weg ehrlich und ernsthaft zu diskutieren, und zwar schnell, denn unsere Brüder und Schwestern sterben, und wir laufen Gefahr, uns an ihnen zu versündigen. Es darf einfach nicht sein, dass die Kirchendisziplin höher steht als das Recht auf Leben!

Beim Versuch, den Geist der *oikonomia* meinen christlichen Brüdern und Schwestern näher zu bringen, erlebe ich sehr unterschiedliche Reaktionen. Moraltheologen weisen gerne darauf hin, dass dieses Prinzip nicht neu sei. Und dass so mancher Kardinal oder Bischof längst in dieselbe Richtung denkt. Und dass die Mutigen unter ihnen sogar die Option des Kondomgebrauchs zulassen. Das ist alles zutreffend. Aber gerade weil ich das Lehramt unserer Kirche ernst nehme, erwarte ich ein klares Wort des Oberhirten aus Rom. Das würde im weltweiten Maßstab ungleich schwerer wiegen als die vielen diffusen Bischofsstimmen. Ein leidenschaftliches, also ein vom Leiden der Menschen und von Gottes unendlicher Liebe getragenes Wort könnte so viele Leben retten und schützen.

Einige Kritiker haben mir vorgeworfen, ich würde durch das Hintertürchen des theologischen Prinzips der *oikonomia* die Einfallstore für unmoralisches Verhalten weit öffnen. Sie interpretieren meine Anregung falsch. Ich kann nämlich nicht nachvollziehen, wie die Wahlfreiheit für das Kondom immer und in jedem Fall nur zu sexuellen Ausschweifungen führen soll. Und noch weniger kann ich verstehen, warum ein Stück Latex in katholischen Kreisen immer wieder so hitzige Debatten auslöst. Natürlich müssen wir als Kirche zu unserem Wertesystem stehen, aber daraus leitet sich nicht das Recht ab, effektiven Schutz zu verteufeln und dadurch die Gläubigen zu verwirren.

»Ist die Art und Weise, wie Sie das Prinzip der *oikonomia* auslegen und anwenden wollen, nicht ausschließlich auf die Kondomfrage ausgerichtet?« Das ist die häufigste Gegenfrage, die mir gestellt wird. Und ich antworte: Nein, es bedeutet viel, viel mehr! Zuallererst soll es dazu dienen, Vorurteile und Stigmatisierungen zu bekämpfen. Wir befinden uns also auf einem viel weiteren Feld, das von der Gleichberechtigung von Mann und Frau bis zu Fragen nach unserer Kirchendisziplin reicht.

Das Leben und Leiden von HIV-positiven Menschen würde sich ändern, wenn wir sie als Schwestern und Brüder willkommen hießen, anstatt sie die subtilen Formen der Diskriminierung auch innerhalb der Kirche spüren zu lassen. Zum Beispiel, indem Menschen, die sich outen, nahegelegt wird, die Gemeinde zu verlassen. Oder indem wir warten, bis sie sterbenskrank sind, um uns dann aufopferungsvoll um sie zu kümmern. Natürlich werden wir immer wieder Zeitgenossen begegnen, die unser christliches Wertesystem ablehnen. Aber auch in diesen Fällen geht es darum, alle Optionen für das Leben offen zu legen und unseren missionarischen Eifer zu zügeln. Dadurch üben wir nicht Verrat an unseren moralischen Grundsätzen, wir akzeptieren vielmehr Gewissensentscheidungen von Andersdenkenden.

In den frühen 80er Jahren, als das HI-Virus entdeckt wurde, war ein gewisser Ronald Reagan Präsident der Vereinigten Staaten, ein strenggläubiger Christ, der wie viele seiner Glaubensbrüder die Seuche als »Schwulenkrankheit« ansah – und als Strafe für verwerfliches moralisches Verhalten. Diese Einstellung bewirkte, dass die amerikanische Regierung die Pandemie nicht ernst nahm und zunächst nur halbherzig gegen sie vorging. Die Folgen sind bekannt: Sie führten zur ungehemmten Ausbreitung des Virus.

Diese Fehlentwicklung sollte gerade uns Christen daran erinnern, dass all unser Tun und unser Lehren fatale Folgen haben können. Sie sollte uns auch daran gemahnen, dass wir die ersten Adressaten der unendlichen Liebe Gottes sind, und damit bin ich wieder bei der *oikonomia*. Denn nur wenn wir dieses Prinzip selber erkennen und erfahren, können wir es an unsere Schwestern und Brüder auf der ganzen Welt weitergeben.

Nicht unsere Predigten, nicht unsere Verlautbarungen, nicht unsere guten Absichten zählen, sondern das angewandte Wort Gottes, die gelebte Liebe Gottes. Also müssen wir heute alles Erdenkliche tun, um die Ausbreitung von HIV/Aids zu stoppen, damit wir als katholische Kirche vermeiden, in fünfzig Jahren wieder ein offizielles Schuldbekenntnis ablegen zu müssen. Es würde Millionen von Aids-Toten nicht mehr helfen.

Wir brauchen dringend eine Aids-Theologie, aber nicht in der Gestalt einer weiteren akademischen Verlautbarung der Kurie, sondern als neue, lebendige Lehre, die sich aus den Erfahrungen von HIV-positiven Menschen speist. Denn hier, bei den Infizierten, bei den Leidenden und Sterbenden und bei all unseren Schwestern und Brüdern, die in Gefahr sind, sich anzustecken, hier finden wir Gott, hier finden wir unseren Bruder Jesus, die Quelle unserer Theologie.

Ein Vorschlag für die Praxis: Wir sollten unsere Gotteshäuser und kirchlichen Räumlichkeiten als Orte der Stille und der Diskretion nutzen, in denen Menschen sich testen lassen können. Unsere Kirche ist die größte religiöse Gemeinschaft der Welt, keine andere hat mehr Fazilitäten, die im Kampf gegen die Pandemie zur Verfügung gestellt werden könnten. Das würde sich vor allem in Entwicklungsländern, wo es an der nötigen Infrastruktur fehlt, positiv auswirken.

Warum bieten wir nicht freiwillige HIV-Tests vor jeder Hochzeit an, um dann, egal wie das Ergebnis ausfällt, die

Liebe zweier Menschen zu ermuntern und im Sakrament der Ehe zu stärken? Das wäre eine wunderbare Botschaft der Solidarität! Wir würden nicht mehr urteilen und verurteilen, sondern eine Hilfe für HIV-positive Menschen und ihr künftiges Familienleben anbieten. Und natürlich müssten wir dabei auch die Fragen beantworten, wie man sich bei der Weitergabe des Lebens vor tödlichen Viren schützen kann. Wissenschaftliche Untersuchungen haben bewiesen, dass ein positives Testergebnis und die Kenntnis dieses Ergebnisses keinen maßgeblichen Einfluss auf das sexuelle Verhalten haben. Wir müssen diese Tatsache nutzen, um nachhaltige Verhaltensänderungen herbeizuführen. Es ist einer der Wege, auf denen wir als katholische Kirche ohne zu missionieren vorausgehen könnten.

Papst Benedikt hat eine zweite Afrika-Synode angekündigt. Es wäre ein mutiges und bahnbrechendes Zeichen, wenn sie zwei Tage für die HIV/Aids-Katastrophe reservieren würde. Einen Tag, um Menschen, die den Virus im Körper tragen, einfach nur zuzuhören. Und einen zweiten Tag, um über ihre Berichte zu reflektieren und zu beten. Eine Utopie? Nein, gelebte *oikonomia!*

UND SIE BEWEGT SICH DOCH?

Statt eines Nachworts: ein paar Wünsche an unsere Kirche

Warum haben wir dieses Buch geschrieben? Weil wir ein dringliches Anliegen haben, mit dem wir den Vatikan erreichen wollen, die Machtzentrale unserer Kirche. Wir werden Papst Benedikt XVI. ein Exemplar nach Rom senden, denn anders können wir ihn nicht erreichen. Wir haben es versucht, aber es ist für einen gewöhnlichen Auslandsseelsorger ein Ding der Unmöglichkeit, eine persönliche Audienz beim Pontifex zu bekommen, und wenn er auch noch von einem kritischen Glaubensbruder, einem Journalisten noch dazu, begleitet wird, dann ist es noch unmöglicher. »Aber warum ist euch denn der Papst so wichtig?«, fragten Freunde. Ganz einfach: Weil die katholische Kirche auf einen Mann zentriert ist, und weil dessen Wort Gesetz ist; in der Kirche spiegelt er als Stellvertreter Gottes dessen Allmacht wider. Er, und nur er, kann in diesen wirren Zeiten der Diskussion über HIV/Aids eine grundstürzende Wende geben.

Ich habe versucht, zumindest an einen der einflussreichen Kurienkardinäle heranzukommen, das sind gleichsam die Minister in der vatikanischen Regierung. Auch das erwies sich als *mission impossible*, denn alle Dienstwege nach Rom führen über die örtlichen Episkopate. Die aber zeigen sich wenig kooperativ, wenn es um eine heikle Angelegenheit wie HIV / Aids geht. Mein Co-Autor Bartholomäus Grill bat Pater von Gemmingen, den Chefredakteur von Radio Vatikan, um Rat. Er empfahl uns, gemeinsam mit anderen Theologen eine Art Erklärung zu formulieren und an den Vatikan zu senden. Das vorliegende Buch ist unsere Erklärung.

So mancher Glaubensbruder hat mir abgeraten, diesen Weg zu beschreiten. »Das bringt doch nichts, es wird dir nicht gedankt, und am Ende bekommst du auch noch Schwierigkeiten«, hieß es unisono. Das Vertrauen der Basis in die Dialogbereitschaft der Kirchenspitze ist offensichtlich nicht besonders ausgeprägt. Im Konzilstext »Gaudium et Spes« steht geschrieben: »Die Kirche wird kraft ihrer Sendung, die ganze Welt mit der Botschaft des Evangeliums zu erleuchten und alle Menschen aller Nationen, Rassen und Kulturen in einem Geist zu vereinigen, zum Zeichen jener Brüderlichkeit, die einen aufrichtigen Dialog ermöglicht und gedeihen lässt.« Das bedeutet nichts anderes als die Aufforderung, dass wir bei aller Verschiedenheit der Gedanken zuallererst in der Kirche selbst gegenseitige Hochachtung, Ehrfurcht und Eintracht pflegen, um einen fruchtbaren Diskurs in Gang zu bringen, einen Dialog zwischen Geistlichen und Laien und allen, die zum bunten Volk Gottes gehören. Das, was uns Gläubige eint, ist stärker als das, was uns trennt. Es möge im Notwendigen Einheit, im Zweifel Freiheit und in allem Liebe gelten, heißt es auf Seite 92 des Konzilstextes. Es könnte der Leitspruch unseres Buches sein.

Ich bin überzeugt davon, dass in diesem Geiste eine Weiterentwicklung kirchlicher und moraltheologischer Streitfragen möglich ist und möglich sein muss. Dass wir die

Lehren eines altehrwürdigen Kirchenvaters wie Augustinus im 21. Jahrhundert weiterdenken dürfen und müssen.

Konrad Hilpert, Professor für Moraltheologie an der Ludwig-Maximilians-Universität in München, zeigt in einem lesenswerten Essay, wie das Diktum von Augustinus, demzufolge die Freiheit zum Irrtum nicht erlaubt sei, die Verlautbarungen der Päpste bis zum Zweiten Vatikanischen Konzil 1962 bis 1965 bestimmte. Noch unter Pius IX. wurde in der Enzyklika »Quanta cura« und dem beigefügten Syllabus, einer Auflistung von »theologischen Irrtümern«, die Religionsfreiheit als verwerflich angesehen. Die Freiheit des Gewissens und deren rechtliche Festschreibung durch den Staat wurden sogar als »Wahnsinn« bezeichnet.

Hilpert zitiert in seinem Text »Die Anerkennung der Religionsfreiheit« auch unseren Papst Benedikt XVI., für den der 7. Dezember 1965 das »Ende des Mittelalters« bedeutete. Das war der Tag, an dem nach heftigem Disput das Dekret »Nostra aetate« verabschiedet wurde. Es enthielt einen bahnbrechenden Satz: »Deshalb verwirft die Kirche jede Diskriminierung eines Menschen oder jeden Gewaltakt gegen ihn um seiner Rasse oder Farbe, seines Standes oder seiner Religion willen, weil dies dem Geist Christi widerspricht.« Ein mutiges Konzil hat diesen Durchbruch geschafft, dahinter können und wollen wir nicht mehr zurück.

Vierzig Jahre sind seither vergangen, und die Welt ist in dieser Zeit so komplex und kompliziert geworden, dass sie eine einzelne Person nicht mehr in ihrer Totalität begreifen kann. Auch der Papst kann das nicht. Er ist auf die Analysen hochqualifizierter Experten angewiesen. Und hier beginnt das Problem: Denn es hat immer mehr den Anschein, als hätten sich manche päpstliche Ratgeber gewissermaßen aus der säkularen Welt verabschiedet, als säßen sie im Elfenbeinturm des Vatikan und versuchten, die Wirklichkeit da draußen zu verstehen. Das bringt sie oft in Konflikt mit den tatsächlichen Verhältnissen. Längst wäre eine Kurienreform vonnöten, die den regelmäßigen Austausch des konsultativen Personals regelt. Wir brauchen Berater, die das wirkliche Leben kennen und im Ringen um die Wahrheit einen furchtlosen Dialog mit der Außenwelt führen.

Unsere Hoffnungen richten sich ganz auf unseren Papst. Er ist ein demütiger und freundlicher Mensch und ein glänzender Intellektueller – das ist die richtige Mischung, die wir brauchen, um die Freiheit der Forschung und der geistigen Auseinandersetzung auch innerhalb des kirchlichen Systems zu erlangen. Die Theologie und das Leben, die Lehre und die Praxis, die Tradition und die Erfahrung, die Religion und die Aufklärung müssen sich versöhnen, nur so kann sich die Wahrheit kristallisieren. Natürlich ist das ein selbstkritisches Unterfangen, das manchem Angst machen mag. Es geht um die Modernisierungsfähigkeit unserer Kirche, das war in ihrer gesamten Geschichte schon immer eine wahrhaft kardinale Herausforderung. Aber wir haben ja den Beistand des Heiligen Geistes und dürfen darauf vertrauen, dass er unser Denken und Handeln lenkt.

Das Abenteuer namens HOPE Cape Town hat mein Leben verändert. Die Begegnungen in den Townships, die Arbeit mit Menschen aus unterschiedlichsten Kulturen, die existenzielle Konfrontation mit dem Sterben und dem Tod, mit der Verzweiflung und der Hoffnung – all diese Erfahrungen sind eine Gnade Gottes, für die ich unendlich dankbar bin. Ich bin unterdessen in beiden Welten zu Hause, in der Welt der Armut, die Hilfe braucht, und in der Welt des Wohlstands, die diese Hilfe leisten kann. Ein Wanderer zwischen den Welten – oft hatte ich Zweifel, ob das überhaupt gelingen kann. Heute kann ich sagen: Es war das Beste, was mir in meinem Leben passieren konnte.

Man muss eine Blechhütte in Afrika besucht haben, um die Dimensionen der Not ermessen zu können. Man muss die Hand eines Menschen gehalten haben, der gerade an den Folgen der Immunschwäche stirbt, um zu erkennen, wie extrem die Ungerechtigkeiten in der globalisierten Apartheid sind. Man muss das Elend sehen, hören, riechen und schmecken, um es zu begreifen. Erst dann wird man verstehen, wie skandalös die herrschenden Verhältnisse, die Ignoranz der Mächtigen, die Gleichgültigkeit der Wohlhabenden tatsächlich sind.

Der Sabbat ist für den Menschen da und nicht der Mensch für den Sabbat (Mk 2,27). In diesem Sinne wünsche ich mir, dass die Kirchenmänner, die in der ersten Reihe sitzen, sich öfter umdrehen, um die Lebenswirklichkeit der Menschen in den hinteren Reihen wahrzunehmen.

Ich habe zu diesem Buch als Mensch beigetragen, der sich in Südafrika tagtäglich mit den Überlebensängsten der Armen und Kranken auseinandersetzt, der mit ihnen mit-lebt und mit-leidet. Ich habe es als Christ geschrieben, der daran glaubt, dass wir in jedem unserer Brüder und Schwestern Jesus Christus begegnen. Ich habe es als Katholik geschrieben, der weiß, dass die Freuden und Sorgen der Menschen auch seine Freuden und Sorgen sind. Und ich habe es als Seelsorger einer Kirche geschrieben, von der ich mir erhoffe, dass sie sich aufgrund ihrer historischen Erfahrung und ewigen Berufung immer wieder neu reformieren möge.

DANKSAGUNG

Wir möchten uns herzlich bedanken bei allen, die zur Entstehung dieses Buches beigetragen haben. Ganz besonderer Dank gebührt der Hilfsorganisation HOPE Cape Town und ihren Mitarbeitern, vor allem Dr. Monika Esser, Dr. Susanne Reuther, Prof. Marc Cotton, Prof. Robert Gie, Lise Chartrand, Prof. Wolfgang Preiser, Dr. Madri Carstens, Sister Pauline Jooste sowie Constance, Melinda, Thelma, Ayanda, Alice, Corita, Mmiselo, Melikhaya, Nathan, Linda, Luvuyo, Priscilla, Roshani, Sheila, Tashwell, Thandeka, Valerie, Kekeletso, Angela, Mariam und Rolene, den unermüdlichen Gesundheitsarbeitern und -arbeiterinnen von HOPE Cape Town.

Dank auch an alle Krankenschwestern und Krankenpfleger, die mit uns in den Townships von Western Cape zusammengearbeitet haben, an das Pflegepersonal auf der Ithemba-Station im Akademischen Kinderkrankenhaus von Tygerberg und an die zahlreichen betroffenen Familien und Einzelpersonen, von denen wir durch Begegnungen und in Gesprächen viele neue Einsichten gewonnen haben – sie sind für uns die wahren Helden in Zeiten der Pandemie.

Schließlich möchten wir uns bei allen Familienangehörigen, Freunden, Kollegen, Partnern und Ratgebern bedanken, die unsere Streitschrift durch ihre Ideen und Taten unterstützt haben:

Lydia und Werner Bell; Father Stan Botha; Thabiso und Don Edkins; Pater von Gemmingen, Radio Vatikan; Leo Grill und Antje Theine-Grill; Ulrich Heide, Deutsche Aids-Stiftung; Francis Herbert und allen Mitarbeitern und Kindern des Waisenheimes Beautiful Gate; Prof. Peter Hesseling; Alfred, Hermine und Monika Hippler; Mazlan bin Kamar; Viola Klein; Nick Koornhof; Father Wim Lindeque; Malibuseng Matsoso; Nobathembu Mayaba; Piet Meyer; Thabiso Motsusi; Pfarrer Franz Rudolf Mueller; Thabo Rannana; Petra Reichwein; Brigitte Schoening; Axel Schwirtz, ehemaliger deutscher Generalkonsul in Kapstadt, und seiner Frau Veralore; Toby, Laura, Silas und Linus Selander und ihrem wunderbarem Kindermädchen Vuyie; Father Emmanuel Siljeur; Reverend Rowan Smith; Moalosi Thabane; Anja Tambusso-Ferraz; Pierre Uys, Gesundheitsminister der Western Province; last, but not least danken wir Lutz Dursthoff für sein gründliches Lektorat, unserem Literaturagenten Michael Neher sowie der *ZEIT*-Redaktion für die Ermöglichung von aufwendigen Reisen und Recherchen.

Danksagen ist immer eine verfängliche Aufgabe, weil man so leicht jemanden vergisst. Sollte dies geschehen sein, so schließen wir alle Nichterwähnten ausdrücklich in unseren Dank ein.

KONTAKT UND INFORMATION

■ HOPE Cape Town

HOPE Cape Town Trust & Association
P. O. Box 19145
Tygerberg 7505
South Africa

Webseite: www.hopecapetown.com
E-Mail: trust@hopecapetown.com

■ Spenden in Deutschland

Katholisches Auslandssekretariat
Dresdner Bank Bonn
BLZ: 370 800 40
Konto-Nr.: 211 402 100
Stichwort: HOPE Kapstadt

■ Spenden in Südafrika

HOPE Cape Town
Standard Bank
Cape Town Branch
Branch Code: 02 000 900
Account #: 0706 15 55 1
Swift Code: SBZAZAJJ

Deutsche Spenden sind in Deutschland steuerabzugsfähig, das Gleiche gilt für südafrikanische Spenden in Südafrika.